MALADIE DE LYME

MON PARCOURS POUR RETROUVER LA SANTÉ

Judith Albertat

Équipe éditoriale : Véronique Molénat, Elvire Sieprawski,
Priscille Tremblais
Conception graphique et réalisation : Catherine Julia (Montfrin)
Photo : @iStockphoto/Laflor

ISBN 978-2-36549-001-6

Imprimé par Qualibris / France Quercy à Mercuès (France)
Dépôt légal : 1er trimestre 2012

A Gwenaël, à Jacques.

A Patrice.

Un immense merci à Patrice Lépine, Joël Chertier, Philippe Raymond, Bernard Michaut, Patricia Diallo, Henri Cohen, Jean-Marc Munos, Viviane Schaller, Bernard Navez, Germaine Burian, Pascal Adloff, Bertrand Choisy, Jean-Michel Palasse, David Denot, Sylvie Dupuch-Chaumeton, Fabrice Hennion, Vicky et l'Association Sharing Health, Anne-Beatrix et Jess Zigmi, Gilberte et Marcel Pradel, Michèle et Jean Garrabou.

Une mention spéciale à Cyril Dolmatoff et Véronique Molénat, qui m'ont guidée d'une main sûre afin de transformer l'ébauche du manuscrit en ce qu'il est aujourd'hui.

Et merci aussi à un certain grain de raisin. Qui sait si, sans ce satané fruit, certains de mes symptômes auraient connu ce développement spectaculaire qui devait m'amener où je suis à présent ? Peut-être aurais-je débarqué avant la fin du voyage, sans avoir reçu tous ces enseignements, rencontré toutes ces personnes exceptionnelles. Merci donc, une fois encore, à la nature et à la Vie… Puissent leurs prochains enseignements être moins douloureux !

SOMMAIRE

PRÉFACE

LES RENCONTRES SONT RAREMENT LE FAIT DU HASARD. Lorsque l'éditeur Thierry Souccar m'a demandé de préfacer le livre de Judith, je me suis plongé dans le manuscrit et ne l'ai pas quitté jusqu'à la dernière ligne.

Ce parcours reflète, comme un beau témoignage, cette « médecine intégrative » que je viens d'essayer de mieux définir dans un ouvrage récent[1]. Depuis que j'exerce la médecine – cela fait à peu près quarante ans – je me suis refusé à m'enfermer dans une spécialité aussi intéressante soit-elle et surtout à y enfermer les patients. J'ai eu la chance que les chemins de la vie me conduisent vers des hommes aussi passionnants et passionnés qu'Othan André Julian pour l'homéopathie, la phytothérapie et les biothérapies, Lucien Israël pour la cancérologie, et maintenant Luc Montagnier. Judith a raison : c'est bien « l'homme médecin » qu'il faut rencontrer et non le seul porteur d'un savoir spécialisé.

Ces hommes et ces femmes[2] ont tous des qualités communes que le patient finit par rencontrer et reconnaître : l'écoute, l'humilité et l'ouverture. L'écoute parce que tout commence avec elle, l'humilité parce qu'il faut admettre de ne pas tout savoir et accepter de le faire savoir, l'ouverture parce qu'il faut bien accepter qu'il existe d'autres expériences, d'autres connaissances que les siennes.

---

1 Dr Dominique Rueff, *Mieux que guérir, Les bénéfices de la Médecine intégrative*, préface de Luc Montagnier, Editions Josette Lyon, 2011

2 Lire le livre du Dr Rachel Naomi Remen, *Sagesse au coin du feu* publié aux Editions Robert Laffont (2010), un vrai et sublime trésor.

Beaucoup de nos confrères et moi-même avons reçu un enseignement universitaire qui consistait à reconnaître des symptômes pour nommer une maladie et ainsi accéder à son traitement. Lorsque le patient se situait en dehors de ce schéma, il fallait alors l'orienter vers le psychiatre. Ce fut ainsi, c'est un constat, et j'aimerais dire à Judith et à tous les autres patients semblables de ne pas les blâmer.

Mais en 2012 les choses commencent à changer : on ne peut plus accéder à la pathologie globale d'une personne sans prendre en compte son environnement. C'est le très beau testament que nous a laissé David Servan-Schreiber : « Comment être en bonne santé sur une planète malade ? »[3].

On ne peut plus isoler le sujet ni de son histoire familiale et personnelle, ni de son environnement. Ainsi il faut tenir compte aussi bien des spécificités actuelles de l'alimentation industrielle dont peu de gens ont conscience car il s'agit d'une situation absolument nouvelle dans l'histoire de l'humanité, que des pollutions agricoles, industrielles, bactériennes, virales, électromagnétiques auxquelles tant de personnes ont du mal à s'adapter.

C'est de cette pollution infectieuse qu'a souffert Judith que l'on résume sous le terme « d'infections froides » et dont la borrelia, à l'origine de la maladie de Lyme, n'est qu'un des acteurs parmi d'autres connus ou inconnus[4].

C'est pour approfondir cette question qu'à la suite du colloque que j'avais organisé en décembre 2009 avec Corinne Skorupka, nous nous sommes réunis, praticiens, chercheurs et biologistes autour du Professeur Montagnier pour traquer ces agents infectieux au moyen de tests diagnostics sophistiqués qu'il s'agisse de PCR ou de signaux

---

3 David Servan-Schreiber, *On peut se dire au revoir plusieurs fois*, Editions Robert Laffont, 2011.

4 *Mieux que guérir*, page 91

électromagnétiques. Pour approfondir, élargir et officialiser cette démarche, nous avons créé Chronimed, groupe de recherches et d'échanges d'expériences sur les maladies chroniques

Car, comme nous l'avons constaté, patients et médecins, ceux qui ne rentrent pas dans le cadre étroit de cette médecine universitaire ne sont pas tous bons pour le psy : ils peuvent tout simplement être infectés ou intoxiqués. Tous les membres de notre groupe en ont fait l'expérience. Qu'ils s'agissent de maladies psychiatriques, de fatigues chroniques, de fibromylagies, de maladies inflammatoires métaboliques ou articulaires, de maladies de dégénérescence comme certains Parkinson ou Alzheimer et même certains cancers, beaucoup d'entre eux furent améliorés, peu ou prou, par des traitements anti-infectieux adaptés associés à des traitements de terrain visant à remonter leurs propres défenses.

C'est cette voie et cette rencontre qu'a fini par trouver Judith après ses 10 années de souffrance, c'est ce témoignage qu'elle nous confie.

Nous devons donc tous, patients et médecins, la lire et la remercier, car ainsi ses errances et ses souffrances seront utiles à tant d'autres.

Docteur Dominique Rueff
Février 2012
Médecine nutritionnelle
DU de Cancérologie
Président de l'Association pour le développement
de la médecine orthomoléculaire (ADNO)
Président de Chronimed

NOTE AUX LECTEURS

Le contenu de cet ouvrage ne peut en aucun cas être considéré comme une consultation, ni comme une prescription médicale et nutritionnelle. Seul un médecin est habilité à établir un diagnostic face à votre état de santé et à délivrer en conséquence un avis, une prescription et des conseils spécifiques adaptés à votre cas particulier.

L'utilisation et la mise en pratique des informations contenues dans cet ouvrage ne pourront se faire, à la discrétion du lecteur, que sous sa propre responsabilité.

L'auteur et l'éditeur dégagent leur totale responsabilité éventuelle en cas d'automédication découlant de la lecture, de l'interprétation et de l'adaptation de ce texte, par rapport à tout problème de santé, symptômes, dommage, blessure, aggravation d'état pathologique, supposés avoir été causés par les informations contenues dans ce livre.

INTRODUCTION

Un jour, sans raison apparente, survient dans votre vie une variété de troubles qui vous submergent progressivement, insidieusement : fatigue chronique, troubles de la concentration et du sommeil, vertiges, déficience de la parole et de la mémoire, douleurs qui migrent de manière inexpliquée, douleurs musculaires et articulaires intenses, pour n'en citer que quelques-uns. Puis arrivent le stress et l'anxiété, roi et reine d'un machiavélique projet de destruction de votre corps.

CETTE DESCRIPTION RÉSONNE EN VOUS ? ALORS CE LIVRE VOUS EST DÉDIÉ !

Vous qui avez éprouvé ces symptômes, sans doute avez-vous consulté. Votre médecin vous aura certainement prescrit toute une batterie d'examens biologiques ne révélant pas grand-chose. Démuni, il vous aura adressé à des confrères spécialistes. Ceux-ci, après examens complémentaires faisant appel à l'imagerie médicale – laquelle ne révélera rien de significatif – vous auront alors adressé à un docteur en médecine interne. Après quelques examens supplémentaires, ce dernier vous aura annoncé une bonne nouvelle : votre « polypathologie idiopathique » et les symptômes associés ne correspondent à rien de connu. En conclusion et en un mot : vous allez très bien ! Quelques tickets de métro et billets de train plus tard, vous êtes de retour chez votre médecin traitant qui aura reçu un courrier de chacun des spécialistes, et vous vous voyez suggéré l'idée d'aller faire une analyse en médecine psychiatrique. Là, votre vie a commencé à basculer.

Vous n'avez jamais eu de problèmes particuliers. Pourtant, un jour, probablement suite à un événement dont vous ne vous souvenez même plus, votre vie va devenir très compliquée. Car vous ne savez pas ce que vous avez, et vos médecins non plus.

Votre corps vous agresse au quotidien, vous souffrez. De plus en plus. Inconsciemment, vous cherchez une réponse aux questions que vous vous posez : il est évident que vous ne pouvez, ni ne voulez, vivre comme ça ! Quel sens trouver à la vie lorsqu'elle patauge, jour après jour, dans l'incertitude et la souffrance ? Autour de vous, personne ne comprend ce qui vous arrive. Alors vous vous demandez quel tour, vraiment, vous joue la Vie.

Tant que nous sommes en bonne santé, que notre corps nous obéit, nous ne prenons pas conscience de ce que les choses sont souvent simples et faciles. Nous ne pensons que très occasionnellement à la Vie, à ce qu'elle a traversé au cours de millions d'années dans un équilibre fragile et délicat, à ses tâtonnements en quête d'une harmonie qui nous dépasse, à la grâce qu'elle nous fait de nous laisser chaque jour goûter aux plaisirs qu'elle nous offre.

Belle qui nous montre ses richesses et sa diversité, toute de contrastes et d'équilibre, la Vie nous accompagne et attend patiemment. Elle sait que le moment venu, avec l'âge bien trop souvent, nous nous retournerons enfin pour la regarder. Faut-il donc que notre corps nous fasse souffrir pour que nous commencions à nous intéresser à elle ?

Dans le murmure d'une rivière, le bruissement des feuilles du marronnier, la Vie nous hèle pourtant en chuchotant. Elle soupire, nous répète de ralentir, de ne pas passer à côté d'elle sans la voir. Toute de sagesse, elle sourit de notre sérieux autant que de notre insouciance : obnubilés que nous sommes par ses questions, nous en oublions parfois de considérer les réponses qu'elle nous apporte avec bienveillance.

Telle une mère aimante, elle ne cesse pour autant de nous répéter, par-dessus tout, d'écouter : « car si tu sais m'écouter, je t'écouterai ».

UNE MALADIE SUR MON CHEMIN

Enfant, la Vie m'a happée. Elle m'a fait voyager vers des îlots inconnus que j'ai découverts dans toute leur splendeur, elle m'a souri et prise par la main ; elle a ouvert mon cœur, m'invitant à regarder et à voir, à observer, à écouter. Poète de la Vie, Antoine de Saint-Exupéry affirmait : « On ne voit bien qu'avec le cœur, l'essentiel est invisible pour les yeux ».

Elle s'est montrée telle qu'elle est, la Vie. Vibrante comme un champ aux fleurs multicolores offrant leurs délicates corolles, m'attirant de plus en plus loin pour les découvrir toutes, comme se plaisent à le faire les papillons de mai. Sur ce sentier empreint de secrètes fragrances, je devais moi aussi rencontrer les épreuves qu'elle me réservait… Car tout cadeau n'est pas gratuit.

C'est durant ce voyage, ce chemin de découvertes que je gravis aux côtés de la Vie, que s'est introduite l'Autre – tout doucement, à petit pas. L'Autre, c'est elle : la Maladie. Malicieuse, la Vie a fait en sorte qu'on ne l'identifie pas trop tôt. Elle s'amuse, ainsi, de l'ignorance des Hommes : il lui faut bien aussi, en échange de ce qu'elle nous offre, son spectacle et son amusement !

La Vie m'a apporté ces souffrances du corps, puis de l'esprit, souffrances que vous vivez peut-être vous aussi et pour lesquelles personne n'apporte de réponse. Elle m'a tordue, tenaillée, est descendue jusqu'au plus profond de mon être pour m'obliger à trouver les ressources nécessaires à la conduite d'une quête qui eût, au final, tout de *l'en-quête*. Car c'est bien de cela dont il s'agit : il y a un coupable et pour le trouver, tel un agent du FBI, animé d'une foi qui n'est soutenue que par l'injustice de notre position de victime, il nous faut chercher des indices, des pistes ; ouvrir – et bien souvent forcer ! – maintes portes, examiner ce qui se trouve derrière chacune d'entre elles, patiemment, méticuleusement. Il faudra être aussi tenace qu'Achab poursuivant Moby Dick, barrer ferme face à l'adversité et tenir bon malgré les errements, les recommencements, les trombes d'incompréhension et les déferlantes de refus... Tant il est vrai que toute exploration en terres inconnues est difficile, périlleuse, et fait peur.

Mon enquête personnelle a duré plus de dix ans. Il a fallu des années de recherches pour dénicher le coupable, découvrir et comprendre ses modes d'action. On apprend beaucoup au cours d'un tel voyage. Par chance, celui-ci m'a passionné, sans doute par simple réflexe de survie. Paradoxalement, lorsque j'ai pu identifier et donner son vrai nom au responsable de tous ces maux, je me suis détachée de la maladie elle-même pour concentrer mon attention sur les résultats de l'application des thérapies proposées, les choisir et faire évoluer ces choix.

LA MÉDECINE AUX ABONNÉS ABSENTS

Projeté et balloté dans une telle aventure, des questions essentielles vous viennent forcément à l'esprit : comment est-il possible que des docteurs en médecine puissent se trouver dans des impasses aussi inextricables ? Confrontés qu'ils sont pendant de nombreuses années, voire des décennies, à l'incompréhensible dégradation de l'état de santé de certains de leurs patients, comment expliquer qu'ils ne mettent pas en œuvre tous les moyens qui sont aujourd'hui à la portée de n'importe lequel d'entre nous pour trouver ce que mes recherches acharnées finirent par mettre en évidence ? Une fois le mal identifié, un premier protocole de soins trouvé et un premier échec du traitement survenu, force est de constater que les Etats et la médecine conventionnelle refusent toute ouverture vers d'autres propositions thérapeutiques ou de nouveaux protocoles. Pourquoi?

Face à la découverte de pratiques médicales alternatives, a-t-on le droit de s'opposer à de doctes préceptes et consensus si l'on a l'intime conviction, puis des preuves, qu'il existe d'autres moyens de se soigner que ceux que nous connaissons tous ? Comment et où trouver le courage et les moyens, au sens large, de se battre contre les protocoles imposés lorsque l'on perçoit que l'on a fait fausse route? Pourquoi ne pas motiver les patients et leur expliquer, avec des mots simples, l'interaction entre les traitements proposés et leur maladie, afin de les aider à comprendre leur corps, leur biologie interne et ultimement les impliquer dans leurs comportements curatifs ? Pourquoi les médecins ne prennent-ils plus le temps d'examiner et d'écouter leurs patients – peut-être pas scients, mais qui néanmoins n'en peuvent plus d'être patients, emplis de patience ? Où sont la bienveillance et l'empathie ? Pourquoi s'enfermer ainsi dans des errances et des refus sans fin, quand il est écrit dans le serment d'Hippocrate : « écoute ton patient, il te donnera le diagnostic » ? Ces docteurs ne sont-ils devenus que des gestionnaires de systèmes, brasseurs de chiffre d'affaire ? La Science a fait progresser la médecine d'une façon exponentielle au cours de ces 80 dernières années, des actes relevant du prodige dans le domaine médical surviennent tous les jours, et pourtant il y a de plus en plus de dysfonctionnements, voire de scandales, dans l'art de la médecine. Pourquoi?

PRENDRE SA SANTÉ EN MAIN

Identifier les problèmes, apporter des solutions, accepter des idées nouvelles : cela demande de l'énergie, du temps, de l'humilité. Chacun peut et doit y mettre du sien. C'est à ce prix que l'on pourra restaurer la confiance entre le patient et le médecin, mieux se soigner, et, dans un monde qui semble souvent bien gris, à nouveau sourire au ciel bleu. Pour souligner cette attente de l'Homme, mais aussi témoigner du fait que les changements profonds ne dépendent que de lui, de sa volonté et de ses capacités d'adaptation, j'ai souhaité ici vous livrer le carnet de bord de mon voyage et les résultats de mon enquête.

Laissez-moi vous présenter le coupable : la maladie de Lyme.

PARTIE I

UN PARCOURS DANS LA TEMPÊTE

Ce n'est pas dans l'objet que réside le sens des choses,
c'est dans la démarche

ANTOINE DE SAINT-EXUPÉRY

CHAPITRE 1

LE SIMULATEUR

Un terrible « bang » avait accompagné la décompression, sans doute un hublot ou un joint de porte avait-il lâché, provoquant un dommage structurel qui faisait vibrer l'appareil de façon inquiétante. Tous les masques à oxygène étaient tombés automatiquement de leurs boitiers dans la cabine où régnait maintenant une indescriptible panique. Au niveau de vol où avait eu lieu l'événement, les risques d'hypoxie (manque d'oxygène) et de tympans percés, entre autres atteintes physiologiques et physiques, étaient extrêmes ; assurément, les passagers avaient dû se précipiter sur les masques à oxygène dansant, tels de petits pantins désarticulés, devant leurs yeux affolés.

RÉGLÉ COMME DU PAPIER À MUSIQUE

Dans le cockpit, l'équipage venait de s'équiper des masques à oxygène. En moins de cinq secondes, sur l'ordre sec du commandant de bord, les cagoules « full face » avaient été enfilées, le bouton réglant le niveau de distribution des précieuses molécules d'oxygène avait été ajusté. La communication par interphone entre les deux pilotes maintenant équipés des masques blancs avait été établie et le fonctionnement des micros validé.

La manœuvre de descente d'urgence ordonnée pas le commandant de bord s'exécutait avec une précision extrême, reflet des heures d'entraînement et des réflexions conduites régulièrement sur le sujet.

Tel un chef d'orchestre, le commandant avait levé son bras droit vers la partie supérieure du tableau de bord et commençait à décrire un cercle partant de la droite vers la gauche et du haut vers le bas, avant de remonter sa main vers le haut en une gestuelle maintes fois répétée et imposée par les actions et vérifications nécessaires à la manœuvre.
Sélecteur d'altitude : afficher un niveau inférieur au niveau de vol actuel.
Sélecteur du mode de descente : « expédier ».
Sélecteur de cap : afficher une déviation de 30° par rapport à la route actuelle.
Sélecteur de vitesse : maintenir la vitesse instantanée actuelle.
Sur les écrans de contrôle, vérifier la prise en compte par le pilote automatique des actions engagées et sélectées précédemment.
Vérifier la position des manettes de poussée.
Sortir les aérofreins
Revenir sur le bouton sélecteur d'altitude, et afficher une altitude de 10 000 pieds (3000m).

Dans ce cockpit « égocentré » où chacun effectuait, sans se préoccuper de l'autre, les tâches attribuées de manière précise par une check-list obligatoirement apprise et restituée par cœur, le copilote, bien attaché sur son siège par une ceinture « cinq points », réalisait méthodiquement ses propres actions. Il termina celles-ci par un appel de détresse sur la fréquence qu'il avait déjà utilisée en vol de croisière, juste avant que la décompression explosive ne vienne secouer l'appareil.

SITUATION DE DÉTRESSE

« Mayday, Mayday Mayday, ici le vol AK7564, route A32, cap 178 à la verticale de M.E.N. Décompression explosive. Descendons d'urgence à travers tous les niveaux de vol de 31 000 pieds vers 10 000 pieds. Demandons assistance radar pour déroutement vers Montpellier ».

Puis le copilote prit le livret dans lequel se trouvait la check-list relative à la manœuvre en cours et, conformément aux consignes décrites dans le manuel d'exploitation de la compagnie, se mit à la lire à haute voix. C'était le seul moyen de ne pas se tromper, de ne pas oublier une action vitale dans cette situation catastrophique.

« Mayday ».

Ce message de détresse utilisé dans la marine et l'aéronautique annonçant un danger grave et imminent, le copilote l'avait émis en tremblant malgré lui. Le niveau de stress dans le cockpit était à son maximum, mais la maitrise des deux pilotes et leur niveau d'entraînement leur permirent d'accomplir les tâches spécifiques à réaliser, puis de reprendre leur souffle quelques trois minutes et cinquante secondes plus tard : ils venaient de rétablir l'avion en vol horizontal à 3000 m d'altitude, là où l'oxygène se trouve à nouveau en quantité suffisante pour envisager de se passer des masques.

La manœuvre d'urgence terminée, un bilan devait être fait, et des décisions prises. Pour ce faire, la répartition normale et habituelle des tâches, définie par la compagnie pour chaque phase de vol, fut reprise sur l'ordre du commandant de bord. Ainsi les pilotes se trouvaient-ils à nouveau dans un cockpit « synergique » où chacun collaborait de manière optimisée avec l'autre, dans un seul et unique but : finir la mission le mieux possible en préservant les vies à bord. Le point sur la situation en cabine fut fait avec l'équipage commercial : nombre de blessés, besoins en assistance médicale lorsque l'avion serait posé sur l'aéroport de déroutement, dégâts structuraux visibles. Enfin, les informations relatives aux décisions discutées collégialement par l'équipage, puis prises et annoncées par le commandant de bord pour mener à bien la fin du vol, furent transmises au contrôleur aérien…

AUSSI VRAI QUE NATURE

En sortant du simulateur de vol Airbus 320, l'équipage était trempé de sueur : la tension lors de la séance d'entraînement avait été extrême... De fait, elle était encore visible dans la manière que les pilotes avaient de parler et de marcher vers la salle de débriefing, les bras chargés de leurs mallettes et de leur documentation.

Un simulateur de vol, c'est exactement comme un avion. Pour effectuer la séance d'entraînement, on reproduit le paysage, les conditions météorologiques, l'environnement et les situations dégradées que l'on souhaite. Les conditions et événements de vol sont tellement réalistes que, une fois installé en poste de pilotage et face à la mission à accomplir, l'équipage ne pense plus qu'à effectuer au mieux son travail en sollicitant à chaque instant le maximum de ses compétences. C'est une véritable épreuve, technique, physique et psychologique ; une évaluation sans cesse renouvelée et repensée des connaissances, des savoir-faire, des apprentissages de toutes les phases de vol normales et anormales, ainsi que des comportements de tout l'équipage, à titre individuel et collectif. Voici ce qui constitue l'entraînement dont bénéficient les pilotes plusieurs fois par an. Ainsi s'organise, en partie, ce que l'on appelle le « maintien des compétences ».

En salle de débriefing, l'analyse de la séance qui venait de se terminer fut effectuée. Moment de prise de conscience, de validation des acquis, de réflexion et de détermination des axes de progression pour les phases de vol qu'il faudra retravailler et où il faudra s'améliorer.

Pour l'instructeur que j'étais et qui venait d'orchestrer cette séance d'entraînement, ce fut également un moment de prise de conscience... aigüe : toute ma colonne vertébrale me faisait beaucoup souffrir, et une incroyable fatigue m'accablait.

CHAPITRE 2

SOINS DE CORPS ET D'ESPRIT

Paris, décembre 2006

DEPUIS DEUX ANS DÉJÀ, JE FAIS UNE PSYCHANALYSE. Un médecin interniste me l'a vivement conseillée, en 2004, après trente-cinq radiographies et différents examens biologiques n'ayant rien révélé. Mon psy est super, mais nous n'arrivons pas à mettre des mots sur les maux : toutes mes articulations font mal, le sommeil s'ingénie à me fuir et la fatigue à demeurer. A raison d'une ou deux séances de rééducation par semaine pendant un an, j'ai le sentiment de passer ma vie chez le kiné, qui, attentif, professionnel jusqu'au bout des ongles, empli d'une capacité d'écoute et d'attention hors paire, essaye en vain de me soulager.

Le début d'année 2007 me voit enkystée dans une fatigue permanente qui est mise sur le compte d'un surmenage. Il est vrai que la formation des pilotes de ligne n'est pas toujours une mince affaire : horaires décalés de jour comme de nuit, responsabilités d'ampleur… Cela dit, il y a également des temps libres tout à fait appréciables où l'on est supposé pouvoir se reposer et jouir de la vie. Encore faudrait-il arriver à dormir : pourquoi, mais pourquoi donc, ne puis-je dormir plus d'une heure et demi par jour ?

Afin de trouver une réponse à cette question, je pars consulter mon ami et médecin traitant Daniel. Très à l'écoute, humain et bon-enfant, dévoué et plein d'humour, il trouve toujours un moment pour me recevoir lorsqu'il sent que j'en ai besoin. Après lui avoir exposé la situation actuelle, Daniel m'assure qu'il est nécessaire de faire une expertise du sommeil et m'adresse pour ce faire à un spécialiste. Quelques jours plus tard, donc, je rencontre le spécialiste. Celui-ci, fort sympathique, me pose toutes sortes de questions : mon travail, mes habitudes de vie, mon rythme de sommeil. Puis il prépare son matériel, tout en m'expliquant en quoi consiste l'examen.

DANS LA TÊTE ?

En l'espace d'une demi-heure, je me vois transformée en saucisson emballé dans son filet à mailles fines : une vraie rosette de Lyon ! A part mes yeux et ma bouche, au niveau desquels ont été pratiquées des ouvertures qui me permettront accessoirement les triviales activités que sont la conversation et la sustentation, l'entièreté de ma tête et de mon cou est enserrée sous des mailles parsemées de capteurs. Telles des gommettes d'écolier, ceux-ci sont collés sur le crâne et la face, alors que d'autres s'échappent du filet pour coller aux épaules, au thorax, au dos jusqu'aux cuisses et aux mollets. Et moi qui devais passer la soirée avec des amis à un fest-noz local ! Dans cet accoutrement, mieux vaut ne plus y songer : emballez, c'est pesé, vous reviendrez ! En sortant de chez le docteur, je rase les murs, la tête recouverte d'un foulard, empêtrée dans les fils électriques qui courent le long de mon corps (et qu'il me faudra brancher, avant d'aller me coucher, sur le boîtier enregistreur des données du sommeil), je fais tout mon possible pour rentrer au plus vite.

Le lendemain – un dimanche – je retourne chez le médecin pour lui rendre son lot de tentacules enfin ôtées de mon corps après une nuit désastreuse. Les précieuses informations enregistrées dans le boitier que je lui remets, et qui était relié aux bras du poulpe électronique accolé à ma personne cette nuit-là, seront examinées dans les jours suivants.

Trois semaines plus tard, le verdict tombe : pas d'apnées du sommeil. Rien d'anormal par ailleurs au niveau du cœur et du cerveau. Tout va bien. Il se pourrait donc que je sois « angoissée ». Ce serait alors dans la tête que ça se passe… Le docteur adresse un courrier à mon médecin traitant, et propose un anxiolytique et un neuroleptique. Je prendrai « un peu » les neuroleptiques sur les conseils de Daniel, afin de soulager mes douleurs articulaires, et de dormir. Dormir, enfin… Quel bonheur !

« Et si c'est dans la tête, il faudrait quand même bien songer à prendre un anxiolytique » tente gentiment mon ami médecin. Voulant garder celle-ci sur les épaules et ne pas sombrer dans le cycle infernal d'une dépendance à ces médicaments si facilement prescrits, je refuse sa suggestion et c'est d'un petit signe de main accompagné d'un large sourire que je lui dis au revoir, sur le pas de la porte de son cabinet.

REPOS FORCÉ

Malgré une formidable amélioration sur le plan du sommeil, suite à la prise du médicament, la fatigue chronique revient rapidement, et mon cerveau s'embrume. De mon point de vue, je ne peux m'empêcher de penser que les deux sont liés : fatigue extrême égale cerveau dans le brouillard.

Fin mars, les choses se compliquent. Il se passe vraiment quelque chose dans ce crâne, la question ne se pose plus : à ma grande horreur, mon élocution se dégrade peu à peu au point de perdre la parole cohérente. Incapable de travailler à cause de ce trouble de la fonction du langage, je suis mise au repos forcé par le docteur et décide alors de partir me reposer une semaine en thalassothérapie. J'y découvre la sophrologie et ses indiscutables bienfaits. J'apprends à faire des exercices de respiration profonde, de relaxation et de lâcher prise qui m'aident, après trois semaines de repos, à parvenir à dormir trois heures par nuit. La parole revient elle aussi. Pourtant je sens bien qu'au fond de moi, il se passe quelque chose d'indéfinissable… Et que ça ne va pas.

CHAPITRE 3

UNE CATARACTE D'INCOMPRÉHENSION

Mai 2007

Après mes trois semaines de repos, le travail reprend enfin, et je suis ravie. Mes collègues sont adorables, les stagiaires formidables, je me donne à fond dans le partage et la transmission de mes connaissances. Le sourire me revient, et avec lui une sensation qui me réchauffe le cœur : je suis instructeur simulateur, et c'est un métier merveilleux !

Si la parole cohérente est revenue, le mauvais sommeil et la fatigue sont, eux, toujours là. Pourtant, quotidiennement, je mets en pratique tout ce que j'ai appris en thalasso. J'ai aussi conservé mes habitudes : faire du sport non traumatique, marcher à bonne allure, grimper dans les sentiers forestiers, nager… Rien n'y fait. Parallèlement, ma vue baisse terriblement, à tel point qu'il me devient difficile d'assurer pleinement les cours au sol et au simulateur. Voilà encore autre chose ! Je n'ai aucune maladie puisqu'on n'en détecte pas, et je me dégrade pourtant comme une véritable ruine romaine !

TROUBLES VISUELS

L'interrogation devient une compagne de tous les instants. Personne – ni moi qui suis en première ligne, ni les médecins, ni mes collègues et supérieurs à la compagnie – ne comprend ce qui m'arrive.

L'automne survient, les douleurs articulaires dans tous le corps et la fatigue aussi. Quelques sensations de vertige resurgissent. L'inquiétude me gagne : avec le froid de l'hiver, je me dis que tout cela ne risque pas de s'arranger. Au travail, on me sent sur le qui-vive. Ma vue se brouille peu à peu, envahie par de gros flocons blancs qui viennent allègrement flotter dans le liquide vitreux des yeux. Cette espèce de neige vient s'ajouter aux troubles liés à une cataracte qui évolue lentement mais surement. Je courbe le dos en mesurant les implications de ces nouvelles affections : si ça continue ainsi, je ne pourrai plus travailler.

Autour de moi fleurissent, fatalement, toutes sortes de suggestions : « elle est psychologiquement fragile » dit-on dans les couloirs et les bureaux de la compagnie, « c'est dans la tête » continuent de me suggérer les médecins, « on lui a jeté un sort, elle est envoutée », tentent certains... Rien de tout cela ne fait pourtant vraiment écho en moi. Au fond, encore et toujours, je sens qu'il y a autre chose ; mais cette ombre reste obstinément drapée dans l'indéfinissable.

Ma vue baisse terriblement. Je n'ai que 53 ans, mais, avec l'accord de mon ophtalmo, je me fais opérer de la cataracte en décembre, puis janvier 2008. Côté positif : d'abord, je suis supposée y voir mieux, après l'opération. Ensuite, ça me fait du repos ! J'ai en effet arrêté le neuroleptique, car, pour dormir, il me faudrait encore augmenter les doses or c'est une chose à laquelle je ne tiens pas du tout. J'estime que, si je n'arrive plus à dormir sous « neurolep' » à dose moyenne, ce n'est pas une transformation en zombie drogué qui m'aidera à résoudre quoi que ce soit. Soigner les symptômes c'est bien, soigner la maladie c'est mieux.

Encore faut-il la trouver, la maladie. Et tout le monde me dit que c'est dans la tête... Et si c'était vrai ? Pourtant, je me connais bien, je m'analyse, je veux bien accepter que ce puisse être le cas... Mais non, au fond de moi, encore et toujours, je sais que ce n'est pas ça. Il y autre chose, mais quoi ?

CHAPITRE 4

COUPABLE OU NON COUPABLE ?

Janvier 2008

L'OPÉRATION DES YEUX S'EST BIEN PASSÉE, MAIS TRÈS VITE, ma vue se dégrade à nouveau. Les flocons blancs qui avaient momentanément disparu sont revenus, et s'y ajoutent maintenant des picotements constants associés à une sécheresse notable de la cornée. Ça, c'est nouveau. De plus, mes yeux sont douloureux à la moindre pression. Mince alors, on ne m'avait pourtant pas informée que ce genre de chose pouvait arriver avec l'opération ! L'ophtalmo me confirme qu'en effet, une sécheresse oculaire peut survenir à la suite de l'intervention. Et d'ajouter, fataliste : « c'est comme ça, il n'y a rien à faire, il faut vivre avec... ».

PLEIN LE DOS

Un bonheur n'arrivant jamais seul, des douleurs musculaires viennent m'envahir le dos, les épaules, les bras, et le thorax, s'ajoutant aux douleurs articulaires. Mon état de santé prend de plus en plus la forme d'un véritable point d'interrogation. Mon médecin convient du caractère bien peu ordinaire de cette nouvelle série de symptômes, mais se veut rassurant. Psychologiquement parlant, il a raison.

Sur ses suggestions, au mois d'avril, je consulte un spécialiste en rhumatologie. A l'issue de la première consultation et afin d'en savoir plus, le rhumatologue demande qu'une scintigraphie osseuse soit réalisée. Quelques semaines plus tard, pourtant, l'imagerie réalisée ne révèle rien. Lors de la consultation qui s'en suit, et à la lecture des résultats de l'examen, le rhumatologue avoue ne pas comprendre ce que j'ai, et ne pas pouvoir m'aider. Compatissant, il propose néanmoins de manipuler mon dos afin de soulager les douleurs qui s'égrainent le long de la colonne vertébrale : les os et les cartilages de chacune de mes vertèbres me font tant souffrir !

La séance se termine. Patient et médecin restent, malgré les réflexions et les quelques actions entreprises, sur une touche frustrante d'inachevé. Le praticien est manifestement navré de me voir dans un si triste état, accablée que je suis par cette avalanche de symptômes inexpliqués et cette fatigue persistante. Presque gêné de ne pouvoir faire plus, il me raccompagne sur le pas de la porte. Alors que je m'apprêtais à partir, résignée, je l'entends pourtant me rappeler. Dans sa voix se perçoivent tous les accents de la volonté d'aider, mais aussi – impossible de s'y tromper – la touche de certitude claire et objective de quelqu'un qui a mis le doigt sur ce qu'il cherchait.

FIBROMYALGIE

- Attendez, vous me faites penser à un cas que j'ai rencontré il y a quelques temps à l'hôpital. Un monsieur atteint de fibromyalgie. Vous permettez ?

Fatiguée, mais poussée par un élan de curiosité, je me retourne :

- C'est quoi, la fibromyalgie ?
- C'est une maladie qu'on ne connaît pas bien encore. Il semblerait que ce soit un dérèglement de la perception de la douleur, au niveau du cerveau. Vous permettez ? Je vais appuyer sur quelques points précis de votre corps, vous me direz si ça vous fait mal.

Après l'avoir considéré quelques instants, j'accepte, reviens sur mes pas à sa suite. Et voici le médecin en train de presser certaines zones musculaires du dos, des épaules, des bras, du thorax. Je tressaute à chaque fois car, en effet, ça me fait mal.

- Mmmm... dit le docteur. Oui, je pense que vous êtes fibromyalgique. Il n'y a pas beaucoup de cas de patients atteints de cette maladie, tout ce qu'on sait c'est que les malades sont très fatigués et ont très mal, un peu partout.

Cette fois, je sens distinctement en moi quelque chose se faire enfin l'écho de cette description.

- Et ça se soigne ?

- Oui, vous devriez aller consulter dans un centre antidouleur, on fera des examens à la suite desquels on vous donnera certainement un traitement pour que vous ne souffriez pas, me répond le rhumatologue, bienveillant, en me raccompagnant maintenant jusqu'à la porte de son cabinet.

« OUI »

Ce simple mot de trois lettres me soulage d'un poids incroyable. C'est avec l'espoir au creux du ventre que, pour la première fois depuis longtemps, je quitte le cabinet du docteur : au moins, voici une nouvelle piste de recherches ! On ne m'avait jamais parlé de fibromyalgie : je n'avais même jamais entendu ce nom ! Et on peut me soulager sur le plan de la douleur ? Et pourquoi pas me soigner tout court, soigner la maladie et non les symptômes, malgré ce que je viens d'apprendre ? Peut-être pas en France, mais dans un autre pays ?

L'ennemi étant enfin identifié, l'énergie d'avant un combat me reprend. Déterminée, je m'apprête à reprendre mon bâton et à entamer une nouvelle étape sur mon chemin de Compostelle : il faut que je cherche ce qui se dit sur cette maladie.

Malgré ces bonnes nouvelles, les difficultés de vie personnelle et professionnelle sont cependant telles que je suis obligée de quitter mon travail et la compagnie dans laquelle j'évoluais depuis quelques années déjà. Fin mai, un dernier voyage au Maroc clôturera mon activité d'instructeur.

C'est précisément au cours de ce voyage que je suis subitement prise de douleurs pelviennes difficilement supportables. De retour en France, je passe d'un médecin à un autre. Habitant maintenant en région toulousaine, il n'est en effet pas très facile de coordonner les soins. Daniel est toujours mon médecin référent et il est toujours établi en région parisienne… Or, en tant qu'ami comme pour ses qualités de praticien, il est tellement formidable que je ne peux me résoudre à le quitter ! Alors, entre Toulouse et Paris, ce sont finalement dix-huit jours d'antibiotiques qui me seront prescrits, lesquels ne changeront rien aux douleurs.

CÔTÉ GYNÉCO

Face à cette situation, à Toulouse, il m'est proposé de consulter un urologue. En juin, je subis donc une cystoscopie. La cystoscopie, c'est une sorte de visite guidée de votre vessie : un vrai bonheur ! S'il n'a rien de douloureux, l'examen vous permet de faire connaissance, en direct, avec vos intérieurs les plus secrets : pour moi qui aime les visites et les découvertes, je suis servie !

L'examen se termine. Bilan : rien ! C'est une bonne nouvelle, mais qui ne me soulage ni de mes questionnements ni de mes douleurs, insupportables. L'urologue, pressé car la charge de travail est immense dans sa clinique, me dit en synthèse : « Au vu des examens de laboratoire que je vous ai fait faire et dont je n'ai pas encore tous les résultats, mais aussi de la cystoscopie réalisée, il n'y a que deux hypothèses pour vos douleurs pelviennes : soit c'est du côté gynéco qu'il faut chercher, soit… c'est dans la tête ! A moins… que ce ne soit une maladie sexuellement transmissible (MST) ? » conclut-il en inclinant la tête sur son épaule gauche d'un air où je sens le circonspect prêt à virer au réprobateur.

Ca y est, ça recommence, c'est ma faute ! Je suis coupable ! Je le savais, je le refusais, j'aurais dû m'en douter, j'ai tort depuis le début, je suis têtue, et en plus, j'ai le sida ou je ne sais pas quoi ! Mais que vais-je devenir ?

L'angoisse monte en moi aussi vite que je grimpe les escaliers qui me conduisent derechef chez le gynéco de la clinique, lequel, grâce à l'intervention téléphonique de l'urologue, va me recevoir dans quelques minutes. Heureusement que je n'ai pas mal aux jambes !

Dans le même temps, tournent et retournent dans ma tête les dernières paroles de l'urologue. Une MST ? Le sida ? Comment et où aurais-je attrapé le sida ? Ça saute comme ça sur les gens, le sida ? Allons bon : il faudra que je me renseigne sur Internet !

UN PEU D'HUMANITÉ

Le gynéco me reçoit. Calme, attentif, il écoute, et prend le temps d'enregistrer mentalement toutes les informations que je lui donne. Il me fait l'effet d'un véritable computeur, car je perçois que les données sont immédiatement triées et classées dans son cerveau. En même temps, je m'aperçois aussi que ce computeur est doté d'une vraie âme. Sereinement, il réfléchit à haute voix avec moi, comme si c'était lui qui était en difficulté, et ce faisant il m'implique dans ses réflexions et son raisonnement.

C'est un véritable soulagement : que ça fait du bien de ne pas être prise pour quelqu'un qui ne comprend rien à rien, de parler d'égal à égal, d'être écoutée, de pouvoir se poser ! Après examen et échographie, il m'annonce qu'il ne trouve rien de particulier, et prescrit des examens de laboratoire. Il évoque également la possibilité d'un nerf coincé : le nerf pudendal, ayant un parcours très particulier dans le bas-ventre, peut occasionnellement être pris en tenaille sur plusieurs parties de son parcours, et dans ce cas faire atrocement souffrir.

L'entretien, à défaut d'être concluant, m'aura fait énormément de bien. Merci à vous, Docteur, pour cette bienveillante approche humaine envers la patiente en souffrance qui vient demander votre aide.

DES EXAMENS ET TOUJOURS RIEN

Suivant les dernières prescriptions que l'on m'a faites, je vogue donc d'examens en examens, pour finalement atterrir à l'institut Alfred Fournier, à Paris. Daniel, mon médecin, m'a en effet conseillé de faire faire les prélèvements dans un établissement hospitalier, par souci de précision, laquelle me dit-il « ne peut s'obtenir au même niveau dans les laboratoires en ville » (sic).

Là encore, rien de particulier. Les nombreuses sérologies sont négatives, les numérations et autres examens de la fonction rénale sont bons, bref : tout va bien ! Seul un taux maximum mais non rédhibitoire de bactéries courantes conduiront mon médecin à me remettre à nouveau sous antibiotique. Ce traitement s'ajoute à un autre, antiviral, prescrit par un médecin généraliste consulté lors de mes péripéties à Toulouse.

Le traitement commence et très vite, je me rends à l'évidence : ces médicaments exacerbent les douleurs pelviennes. Mais bon sang de bonsoir, ne vais-je donc jamais arrêter de souffrir ?

Nous sommes au mois de juillet 2008. En un mois et demi, j'ai consulté neuf fois. Fait des tonnes d'examens biologiques et d'imagerie. Bien sûr, ce n'est pas toujours le même médecin que j'ai consulté, puisque l'un m'envoie à l'autre qui m'adresse au troisième et ainsi de suite. C'est bien, on cherche ce que j'ai, mais on ne trouve rien. Rien.

Je devrais être contente : je n'ai pas le sida, je n'ai pas de MST. Je souffre mais je suis en bonne santé. Ce doit être dans la tête... Pourtant, mon psy continue de ne pas y croire. Et moi non plus. Alors, je cherche.

A LA PÊCHE AUX INFOS

Grâce à Internet, je me renseigne sur la fibromyalgie. Et dans le *Figaro Magazine*, je trouve un article qui parle de cette maladie. Grand moment de soulagement : j'ai maintenant des noms et des adresses email pour contacter une association qui m'a l'air bien renseignée sur le sujet. Presque fiévreusement, je fonce, les contacte, lance des mails à tout va. Très vite, on me répond.

C'est formidable. Enfin une balise, si ce n'est peut-être une vraie piste ! Je vais pouvoir apprendre des choses, échanger avec d'autres personnes qui sont épuisées et souffrent comme moi de ces douleurs migrantes et persistantes dans le corps, les articulations, les muscles, sans qu'on puisse les attribuer à une quelconque pathologie – même si ce n'est pas principalement au niveau des muscles que je souffre. Je découvre qu'il y a des gens atteints de fibromyalgie et qui sont désormais en fauteuil roulant, et que leur vie est un cauchemar. Très égoïstement, je crains le pire pour moi-même, et me demande si je serai capable de vivre tout ça... Comme le dit l'Abbé Pierre: « l'enfer, c'est soi-même, coupé des autres ». Impossible de contester la véracité de l'allégation. Si l'on ne peut plus partager le temps et l'espace avec d'autre personnes, parce que coupé de la vie sociale et professionnelle, et que de surcroît, on souffre à un degré extrême, assurément, l'enfer n'est pas loin.

Mais le temps file, indifférent à mes pensées, et déjà juillet prend fin. Les vacances sont là pour tout le monde ! Sous l'effet de la chaleur qui atteint des sommets, articulations et muscles me harcèlent moins. Si ce n'étaient ces insupportables douleurs pelviennes, la vision qui n'est vraiment pas formidable, et le manque de sommeil, je pourrais presque me dire que tout va bien ! Et croire que tout ça n'est qu'un cauchemar, un triste et pénible rêve fiévreux qui se dissipera, de lui-même, la prochaine fois que j'ouvrirai les yeux.

CHAPITRE 5

UN GRAIN DE RAISIN ET TOUT BASCULE

Août 2008

UNE PETITE QUESTION POUR VOUS, AMIS LECTEURS : COMBIEN y a-t-il de kilomètres de tunnels entre Gênes, en Italie, et Nice ? C'est sur ce pari bête et inoffensif que nous nous étions lancés, avec des amis. Inutile de préciser que les affirmations délirantes ont fusé ! Finalement, me concernant, le pari est perdu : non, il n'y a pas 37 km de tunnels, ni 70 km, ni 52. Il y en a 92 ! Mon estimation s'étant révélée être la plus mauvaise, me voilà proclamée responsable de l'apéro – en tout bien tout honneur ! M'acquittant de bonne grâce de mon gage, c'est avec un grand sourire que je me dirige vers le supermarché local. C'est une fin d'après-midi très chaude ; les mains dans les poches, ravie de ne « pas trop » souffrir et d'avoir juste fini mon tout dernier traitement antibiotique de 21 jours, j'avance presque d'un bon pas. Le nez en l'air, le sac à dos sur le dos, en shorts et sandales plates comme à mon habitude, je franchis la porte d'entrée du bâtiment et me dirige vers l'incontournable stand de fruits et légumes, à la recherche d'un passage vers les autres rayons. A cinq mètres du stand de fruits, je dérape sur un grain de raisin qui s'en était allé promener loin de sa grappe, conséquence bien innocente d'un jeu de balle improvisé par des enfants malicieux ne pensant pas à mal.

MAUVAIS ATTERRISSAGE

Extérieurement, je me serais probablement bien notée pour un si beau décollage sans ailes et avec pour seul carburant du jus de raisin ! Le problème, en revanche, fut l'atterrissage. Pour moi, la sanction tombe : c'est la sortie de piste ! Avec en première ligne des victimes, mon genou gauche.

La douleur me cloue au sol. Malgré tout, entre mes dents serrées pour ne pas hurler à plein poumons, et par l'intermédiaire d'une dame venue s'agenouiller à mes côtés pour m'aider à me calmer, je parviens à faire passer quelques consignes pour organiser les secours. Je demande également qu'on fasse appeler un médecin par le haut-parleur du magasin : d'expérience je sais que, s'il a un peu de pratique, il peut facilement remboîter mon articulation. Mais ma demande n'est pas prise en compte… Bien vite, les pompiers arrivent, écartent les bonnes âmes qui s'étaient précipitées à mes côtés, puis ils me déportent, un, deux, hop : dans le brancard. Trois heures plus tard, après radio et remise en place de l'articulation qui s'était déboîtée, c'est la sortie de l'hôpital. Je suis maintenant équipée de cannes, la jambe dans une attelle.

C'est vrai que ça faisait longtemps que je ne n'avais pas vu de médecin. Au moins quinze jours, non ? Surement, inconsciemment, ça devait me manquer ! Sur la route du retour, réfléchissant à tout ceci, je pressentais néanmoins que cet accident porterait son lot de complications. Sans bien-sûr que je puisse le savoir précisément à ce moment-là, cet événement allait en effet marquer l'apparition de nouvelles douleurs persistantes et de symptômes inquiétants, grâce ou à cause desquels j'engagerais par la suite, pour reprendre un terme utilisé en aéronautique, une vraie et profonde « recherche de panne».

CHAPITRE 6

UN CHAPELET DE RENDEZ-VOUS MÉDICAUX

SIX MOIS VONT PASSER. CEUX CI SE SUCCÈDENT À UN RYTHME qui ne cesse de ralentir, pour finalement m'enserrer dans un défilé de jours qui s'allongent sans fin, emplis d'ombres grises et vides. Tout, pourtant, appelle à un mouvement salvateur : la nature me tend quotidiennement la main, m'invite à vivre la danse des saisons, lesquelles rivalisent de beauté dans leurs parfaites parures... Mais rien n'y fait. L'énergie m'a quittée. Les proches sont toujours là, aimants, compatissants... mais impuissants.

PAS DE SOULAGEMENT EN PERSPECTIVE

Ce mois d'août passé chez moi à Toulouse promettait douceur et réconfort ; je sentais bien, de plus, qu'il serait propice à un certain renforcement de l'état de santé avant l'arrivée des saisons froides. Au lieu de cela, il s'écoulera en d'irritantes journées à essayer de réparer le genou malmené. Attelle, massages, rééducation, radiographie, scintigraphie, consultations... Le docteur toulousain m'avait affirmé qu'après un mois, je galoperai. Deux mois et demi plus tard, j'ai toujours le genou comme une pastèque et, non, je ne galope pas. Pas plus que je ne marche facilement. L'articulation refuse désormais jusqu'à la plus infime flexion, et se contente d'être la source de souffrances presque ininterrompues. Les béquilles me sont toujours nécessaires, même s'il m'est parfois possible de les remplacer fort avantageusement par des êtres humains qui me soutiennent lors de mes sorties : c'est quand même plus sympathique! Personne ne comprend pourquoi, au-delà de la distension de l'aileron rotulien interne (ligament qui se comporte comme un élastique et maintient la rotule en place) et de la dysplasie (faiblesse anatomique du genou dans sa partie externe) dont chacun de mes genoux est atteint depuis toujours, l'articulation ne se remet pas de cet accident somme toute très banal.

Surviennent, également, d'intenses douleurs aux mollets. On m'adresse à un angéiologue, afin de s'assurer que je ne fais pas de phlébite : non, pas de phlébite. Le médecin toulousain est soulagé, mon entourage et moi aussi : il n'aurait plus manqué que ça !

Les douleurs pelviennes sont en revanche toujours là, insupportables. Je consulte à nouveau. De gynécologue en spécialiste des infections sexuellement transmissibles (IST), d'un médecin à un autre, on ne trouve rien. Dans un institut médical parisien, je consulte en octobre un spécialiste des IST pour un dernier avis sur tous les examens passés depuis maintenant quatre mois. Celui-ci me fera arrêter un traitement inutile, administré par un médecin toulousain, et que je prends sans aucune justification sérieuse depuis le mois de juillet. Charmant !

ENFIN UN MÉDECIN QUI ACCEPTE DE NE PAS SAVOIR

Dans la foulée, je consulte mon gynéco parisien. Simon, ami de longue date et chef de service en hôpital, me connaît très bien. Debout devant la porte de son cabinet de consultation, tenant dans sa main la liste des patientes venues le rencontrer ce jour, il appelle mon nom. J'ai beau me lever avec un sourire et clopiner le moins lentement possible dans sa direction, les quelques huit mètres de couloir bien éclairé et qui nous séparent échouent à dissimuler le choc évident qui se lit alors sur son visage. Il est sidéré de me voir dans un état de souffrance et de handicap aussi invalidants. Très amaigrie, pâle, des cernes immenses mangeant ce qui me reste de joues : je suis un véritable fantôme sur béquilles. Mon corps comme mon visage font de moi une illustration vivante de la douleur et de l'inquiétude.

Assise maintenant face à Simon, dans son cabinet d'auscultation, je lui expose la synthèse de mes problèmes actuels, et énumère tout ce qui a déjà été investigué à Toulouse : IRM pelvienne, deux examens cliniques, recherche de bacille de Koch. Mais on ne trouve toujours rien. N'envisageant pas de cœlioscopie (technique de chirurgie peu invasive) car cela ne lui semble pas justifié mais néanmoins quand même trop traumatique, Simon m'invite à consulter à nouveau un urologue, professeur en hôpital parisien cette fois-ci. Et me suggère aussi d'aller voir qui je peux et qui me soulagera : guérisseur, magnétiseur, gourou, exorciste.

« La médecine ne connaît que très peu le domaine qu'elle entend et prétend maîtriser. Il y a une très grande majorité de choses qu'on ne connaît pas et qui restent à découvrir », me dit-il après une heure d'entretien. Enfin un peu de cette humilité, si salutaire, qui fait malheureusement tant défaut à notre époque et en nos mœurs ! D'humanisme aussi, car le simple fait d'être écoutée, sans se voir proposer une mise sous antidépresseur et neuroleptiques simplement parce que la médecine n'a pas réponse à tout, reste pour moi ce qui fait l'essence d'un bon médecin et d'un bel être humain… Merci, Simon.

DU SANG DANS LES URINES

Le temps est précieux : à peine sortie de consultation avec mon ami gynéco, rendez-vous est pris avec l'urologue parisien. Ça tombe bien (si j'ose dire… !) car une petite nouveauté fait son apparition sur la liste de mes symptômes : je découvre du sang dans mes urines. C'est tout bonnement incroyable. A croire que je suis maudite ! Daniel me soutient une fois encore dans cette nouvelle épreuve, et pour ce faire, m'adresse à Toulouse les ordonnances nécessaires à la réalisation d'examens de laboratoire. Malheureusement, chaque fois que je vais apporter un prélèvement chez la biologiste afin de faire valider le fait, on ne trouve pas de traces de sang ! Car en effet, pour bien faire, il faudrait que j'aie toujours à portée de la main un petit flacon me permettant de faire le prélèvement au moment précis où cet événement a lieu, puis que je l'apporte rapidement au laboratoire d'analyses médicales. Ce qui n'est pas toujours possible techniquement parlant. Alors, pour essayer de valider ce que je prétends – à savoir, trouver du sang dans les urines – mais aussi comprendre ce qui se passe, un autre examen, nommé « compte d'Addis » est prescrit. Hélas, celui-ci ne révélera rien lui non plus.

Ce petit jeu durera six mois exactement, et prendra fin comme il est survenu. Dans l'intervalle, personne hormis Daniel ne m'aura crue, et personne n'aura eu la moindre explication à apporter à ce fait, au cas où il aurait « effectivement été réel », et non le fruit de mon imagination débordante....

DES DOULEURS QUI NE PASSENT TOUJOURS PAS

Entre temps, mon médecin toulousain m'adresse à un chirurgien orthopédiste, afin d'essayer de comprendre ce qui se passe au niveau du genou. Nous sommes déjà au mois d'octobre.

Ce dernier ne comprend pas, lui non plus, le manque d'évolution positive vers une guérison, et m'invite à continuer les séances de kinésithérapie. A ma question relative à une éventuelle opération, il répond qu'il ne l'envisage pas. L'énergie s'amenuise, la souffrance quotidienne du corps et de l'esprit est harassante. Le fardeau s'alourdit, et je ne vois plus grand-chose pour m'aider à le porter.

Comme pour finir de m'éprouver, de nouvelles douleurs, tout le long des muscles des jambes maintenant, apparaissent. Les muscles semblent être chargés de toxines : ça brûle, ça mord, ça pique, ça tressaute, ça fourmille, ça fibrille... J'ai l'impression d'avoir les jambes dans un étau, surtout celle qui a été accidentée. Chaque jour est un combat, chaque soir un torrent de larmes que j'essaye de cacher : inutile de chercher à inquiéter davantage mon entourage. Chaque matin me retrouve pourtant à nouveau les armes à la main. Hors de question de baisser les bras : j'insiste, cherche des pistes, pose des questions à tout le monde, parle de mon cas autant que je peux. Le hasard ayant jusqu'ici plutôt mal ficelé les choses, qui sait s'il ne se décidera pas à me faire fortuitement tomber sur quelqu'un qui saurait me dire à quoi sont dus tous ou partie de ces symptômes si incompréhensibles ? Les rendez-vous médicaux s'égrainent comme un chapelet et n'apportent aucune réponse, sinon toujours le même verdict : c'est dans la tête, vous fabulez, vous vous faites du tort à vous-même.

MA ROTULE SE FAIT LA MALLE

Le genou, quant à lui, ne se trouve assurément pas dans la tête ; et même après tout ce temps, il ne me permet toujours pas de marcher correctement. Si l'articulation, au bout de presque quatre mois, a enfin dégonflé, je ne peux toujours pas plier la jambe à plus de 20°, et c'est maintenant tout l'attelage fémur – tibia – pied qui fonctionne de travers. Mon pied gauche se met en effet à me faire souffrir également, les ligaments « claquent » à chaque pas autour de la cheville, les orteils centraux se mettent de travers et, de concert avec le gros orteil, m'empêchent de prendre l'appui nécessaire pour avancer. De plus, j'ai l'impression que les cartilages des petits os du pied et des orteils sont devenus tout mous, ce qui suscite une désagréable sensation que, faute de mieux, je me contenterai de décrire comme étant celle de « marcher dans la choucroute ».

A la réflexion, peut-être me faudrait-il un second avis médical et chirurgical concernant ce genou, lequel se trouve à mon sens être responsable de tout ce désordre d'un bout à l'autre de ma jambe. Le chirurgien orthopédiste toulousain s'oppose à une intervention, mais pourtant je me dis que, mécaniquement, il existe forcément une stabilisation de la rotule qui pourrait être envisagée, quoique je ne sache pas comment. Au regard du reste, ce serait quand même toujours ça de pris ! En effet, ma rotule ayant développé une fâcheuse tendance à vouloir vivre sa vie sans moi – ce qui correspond à essayer de s'échapper cinquante fois par jour, là où pour ma part je serais ravie de ne pas avoir à me passer d'elle – je sens en moi un surcroît d'inquiétude se joindre joyeusement à l'ensemble. Et si, dans ces conditions, une opération pouvait résoudre le problème ?

SUR LES ROSES

Le 25 décembre 2008, je parcours en voiture les sept cents kilomètres qui séparent mon domicile toulousain de Paris. J'ai en effet rendez-vous le lendemain 26 décembre, à 8h45, avec un autre chirurgien orthopédiste, pour un deuxième avis.

Celui-ci me recevra en sept minutes chrono. Il est de très méchante humeur. Après avoir regardé une des radiographies sortie de l'épais dossier d'imageries que je lui ai apporté, et consulté le rapport écrit de son confrère toulousain, il déclarera tout de go : « je ne peux rien faire pour vous, de toute façon vous êtes mal foutue, vous avez une dysplasie des genoux et pas de muscles pour tenir tout ça. L'aileron rotulien interne est complètement mort, et, maigre comme vous êtes, sans muscles, que voulez-vous que je puisse faire ? Il faudra vivre avec votre rotule qui se ballade et c'est comme ça ! ».

Sidérée, je me retrouve à la porte de son cabinet, avec sous le bras mes strates de documents qui tentent de s'échapper de partout... Je suis atterrée. Fatiguée. Certes, je ne suis pas le centre du monde. Mais mon corps me fait mal, tout y est en vrac, je me suis infligée huit heures de route assise sur des douleurs pelviennes insupportables, avec ces myalgies qui me dévorent les jambes, les yeux qui piquent, brûlent et se dessèchent, la jambe gauche qui ne fonctionne pas, exténuée par cette fatigue immense qui me ronge depuis des années… et tout ça pour me faire insulter par un chirurgien, en sept minutes, le lendemain de Noël ? Enfin, qu'y puis-je si j'ai perdu du poids, massivement, depuis quelques années ? Et comment faire pour entretenir des muscles quand on ne peut plus bouger ? Non, c'est un mauvais rêve, seulement un mauvais rêve… Je n'ai plus qu'une envie : fuir. Fuir Paris, rentrer chez moi, me terrer. Retrouver la douceur de mon cocon toulousain, réfléchir, essayer de mettre de l'ordre dans tout ceci.

A BOUT DE FORCE

Le temps d'aller faire la bise à mon amie Germaine, laquelle m'accueille et me bichonne à chacun de mes passages à Paris, puis de déjeuner avec Daniel, et je repars à Toulouse. La fin de route, sous une neige tombant en abondance et avec grâce, s'effectuera dans la nuit, et c'est dans un état pitoyable que j'arriverai enfin chez moi. Joyeux Noël !

Malgré les fêtes, les réunions, les proches qui sourient et évoquent sincèrement un futur meilleur, c'est avec un écho de « Mayday » au fond de moi que je vois arriver le 1er janvier 2009. Vais-je arriver à tenir longtemps ce rythme de douleurs et de recherches ? Ces combats permanents m'épuisent, l'énergie peine à revenir. Aussi profondément que possible au fond de moi, j'essaie d'enfouir ce bilan qui devient presque impossible à ignorer : je me sens en situation de danger, de danger grave, imminent et définitif.

CHAPITRE 6

MAGIE

Janvier 2009

COMME PRÉVU, ET SUITE AUX RENDEZ-VOUS QUE J'AVAIS pris quelques mois plus tôt, j'entame les nouveaux examens complexes en urologie. A l'hôpital, le Professeur R. me reçoit, et après deux investigations très certainement coûteuses, me dira son impuissance à m'aider. En effet, il ne trouve pas, dans sa spécialité, de réponse pathologique à mes douleurs pelviennes. Encore une piste qui se trouve éliminée, sans aucun doute.

Tout ceci m'aura coûté la bagatelle de 200 € pour une première consultation – privée – à l'hôpital. Ce n'est qu'à ce prix-là que j'ai pu obtenir un rendez-vous dans un délai raisonnable. Sans cela, j'étais bonne pour un minimum de huit semaines d'attente, avec à la clé une consultation à 80 € malgré tout. La seconde consultation – celle de l'investigation à proprement parler – étant, elle, très majoritairement prise en charge par la Sécurité Sociale.

Cela ne me réconforte pas plus : avec l'allongement de la facture due à toutes ces trépidations, je sens qu'en plus, dans la foule de mes désarrois, se faufile en jouant des coudes pour se faire une place, la honte de participer bien malgré moi à l'élargissement de la plaie béante dont souffre déjà cet organisme bienveillant.

La visite se termine. Suite à la conduite de l'examen, le Professeur R. me transmet les coordonnées d'un confrère pour sa part qualifié en médecine interne, officiant à Paris et auquel il m'adresse afin d'essayer de trouver une réponse à ce dossier « quand même bien lourd ».

Tel un démarcheur médical, me voici à nouveau sur les routes. Le « dossier bien lourd » a encore pris de l'épaisseur, et pourtant la réponse à tous ces troubles, à toutes ces souffrances, s'ingénie à m'échapper.

LA PISTE PARANORMALE

Entre temps, sur les conseils bienveillants d'une personne de passage chez des amis – laquelle personne est elle aussi atteinte de fibromyalgie d'après son médecin – je vais parcourir à nouveau quelques huit cents kilomètres aller, et autant pour le retour, afin de consulter un « mage ». Il paraît que ce « magnétiseur » est la seule personne qui ait été capable de la soulager de ses terribles souffrances, et depuis qu'elle connaît ce monsieur, elle ne jure plus que par lui pour se soigner.

La suggestion aura trotté un certain temps dans ma tête. Ce n'était pas exactement le genre de voie que j'envisageais de prendre pour me sortir de cette inextricable forêt de maux ! Mais le fait est que jusque là – et depuis des années déjà ! – j'avais l'impression d'avoir tout fait, tout essayé, emprunté toutes les pistes traditionnelles. Alors après tout, qu'aurais-je eu à y perdre ? C'est donc décidé : je vais voir si ce monsieur peut donner une explication à mon mal... et me soulager.

Au fin fond d'un village de l'Orne, je trouve la maison du mage. Une bien belle maison, en vérité. Devant laquelle trône, pesamment, un imposant 4x4. De l'allée jusqu'à la porte d'entrée, un magnifique parc fleuri en abondance et soigneusement entretenu fait écho à un champ d'alarmes et autres appareils de vidéosurveillance, champ qui semble avoir été lui aussi été semé avec amour... Souriez, vous êtes filmé ! Mes propres alarmes se mettent à vrombir : assurément, ce mage – charpentier à la retraite, précisons-le – doit posséder des dons vraiment exceptionnels pour pouvoir s'offrir tant de biens... si bien protégés !

La propriété comprend un vaste garage, dans un coin duquel je découvre le cabinet. Celui-ci, constitué d'un isoloir en panneaux de bois foncé encadrant une petite fenêtre vitrée, le tout monté sans goût aucun. Le lieu est déjà occupé par un client lorsque j'arrive. Après un coup d'œil circulaire sur l'endroit, j'avise une chaise en bois, probablement laissée là à l'intention des nouveaux arrivants. Je m'y assois précautionneusement. A travers la faible épaisseur de la cloison, j'entends bien involontairement la conversation entre le « mage » et son interlocuteur. Celui-ci, un homme dont la voix porte elle aussi les traces de moments difficiles, est venu déposer son désespoir, ses espoirs, et ses sous aux bons soins du magnétiseur. Le monsieur est venu pour sa femme, qui est retombée malade, explique-t-il. Sans sourciller, le mage fait osciller un pendule au dessus de sa table, et lui annonce qu'elle ira mieux dans peu de temps. Et d'empocher les sous du malheureux venu exposer les états de santé de son épouse.

QUELQUES DOUTES

En mon for intérieur, je me dis que ça commence mal : quoi, on peut donc rechuter, après que le magnétiseur vous ait « guéri » ? La réflexion n'est pas pour me rassurer.

Mais je n'ai pas le temps de pousser celle-ci plus loin : le « client » précédent parti, voici venu mon tour. Je prends place, presque respectueusement, dans le cabinet de travail du mage. Il croise alors ses mains sur la table, me regarde dans les yeux et me demande, d'un ton qui se veut amène, les raisons de ma venue. Emue et souffreteuse, je présente les circonstances et la personne qui m'ont conduite à lui. Et dépose mes douleurs aux pieds du magnétiseur. Après avoir noté mon nom et mon prénom sur une carte bristol, il prend son pendule et le fait osciller au-dessus de ce document. Gravement, il me confirme qu'il y a inflammation rénale et pelvienne. Que ceci est dû à la jalousie de quelqu'un, dans ma famille, que ce quelqu'un m'a jeté un sort... Et que c'est pour cela que je souffre au quotidien.

J'accueille ces déclarations avec surprise et beaucoup de circonspection. Quelque part, c'est tellement gros que je suis tentée d'y croire. Alors que je me débats avec ma conscience, les raisons qui m'ont amenée jusqu'à lui reviennent au premier plan... Finalement, d'une petite voix, je lui demande s'il peut m'aider.

Je crois deviner ce que vous vous dites : il faut vraiment être poussé dans ses tout derniers retranchements pour ne plus arriver à faire preuve de discernement à ce degré-là ! En y repensant, c'était très certainement le cas... Quoiqu'il en soit, le mage me répond que, oui, il a déjà aidé d'autres personnes avec les mêmes problèmes, mais que ce sera long, qu'il faudra revenir, à moins que je ne choisisse de faire ça par courrier : je paye d'avance, ou lui envoie par la poste 100 €, et il « travaille sur moi », à distance...

Ce petit jeu durera quelques mois. Car malgré les signaux d'alarme, les incohérences, il m'était impossible à ce stade initial de me sauver en claquant la porte sur une piste qui n'avait jusqu'alors pas été totalement explorée... surtout sans autre solution de repli ! Au final, ne connaissant pas le milieu, je me suis dit que je pouvais bien me donner une chance d'essayer et de voir si une action dans le domaine du paranormal pouvait porter ses fruits. Malgré tout, rien ne parvenait à chasser l'impression que je gardais de l'homme venu chercher de l'aide avant moi : celle, glacée, que quelque chose n'était décidément pas clair dans les affaires de mon mage d'élection.

ABUSÉE

Chaque consultation m'aura couté 80 € (TTC, merci bien). Pour un résultat nul, bien évidemment. Car à chaque consultation, l'évidence se faisait plus claire, et la stratégie du mage se dévoilait : non content de n'apporter aucune aide, il ne mémorisait pas ce qu'il me disait d'une séance à l'autre, et finissait par se perdre dans des raisonnements et des explications sur les causes de mes souffrances, qui variaient d'un entretien à l'autre quant elles ne se contredisaient pas. L'odieux personnage s'était taillé un rôle à sa mesure : sous ses effets de manche bon marché, il se bornait à recueillir des informations émises lors du transfert effectué par le malade, et, avec un peu d'intelligence et de ruse, à s'en servir pour donner les explications attendues. Or, que vient chercher une personne en souffrance ? Une écoute. Des explications, une justification à sa souffrance. Et bien sûr, des soins. Mais sur ce point, en âme charitable, il m'avait prévenue : ce serait long (traduisez : coûteux et donc bon pour son portefeuille.)

Quoiqu'à grands frais, j'aurai finalement retiré une leçon importante de cette pathétique escroquerie : la réalisation que, lorsqu'on est en état de faiblesse, il est rarement indiqué d'innover ou de faire confiance au premier venu. On représente, dans cet état, une proie de choix pour toutes sortes de rapaces, et on y laisse forcément des plumes. Et parfois, des sommes importantes.

Que dire finalement de ce faiseur de chimères, qui profite sans remords de la misère humaine pour s'enrichir, vivre grassement, voyager, découvrir le monde, sans aucune compassion pour les malheureux qui échouent sur la piste de son cirque de la honte ? Car il ne m'a jamais soulagée, probablement pas davantage que le monsieur venu chercher de l'aide pour son épouse et qui se tenait avant moi dans ce cabinet de magie. Que dire aussi de la femelle de cette espèce de prédateur, sa délicieuse femme, chargée du marketing de leur business ? Probablement n'a-t-elle jamais été capable d'autre chose que d'organiser, froidement et avidement, la meilleure collecte de prospects et la récolte financière la plus optimisée, pour leur plus grand bénéfice à tous les deux. Le tout sur le ton doucereux de la sorcière qui attend les petits enfants au cœur des bois pour les engraisser avant que de les faire rôtir. Pas une once de bienveillance, pas un soupçon de compassion. Rien. Un seul et unique but : faire beaucoup d'argent. Et tant pis pour les âmes en perdition qui finissaient à leurs pieds, vidés de leurs espoirs et de leurs biens.

RESTER VIGILANTE

Néanmoins, toujours en quête de solutions pour améliorer un état de santé qui empirait, rendant les douleurs vraiment insupportables, et sur les recommandations expresses d'amis, j'ai persévéré un temps à consulter dans des registres similaires (ostéopathe-guérisseur, guérisseur-magnétiseur, gourou africain...). On peut approuver ou non. Mais finalement, que faire quand la médecine ne trouve pas, voire réfute ce que vous leur présentez, vous brinquebale de spécialistes dépassés en examens hors de prix, pour en définitive vous laisser sans réponse ni soulagement, avec comme seule porte de sortie en trompe-l'œil, des antidépresseurs et des neuroleptiques ?

Ma première expérience aura cependant eu ceci de bénéfique, que j'ai vite appris à détecter les supercheries des personnes prétendument aptes à me soigner et me soulager, et ai ainsi pu, par la suite, éviter à temps leurs griffes avides. J'ai néanmoins laissé une petite fortune aux mains de ces individus.

Pourtant, j'ai appris par de nombreux témoignages – notamment de médecins – que certaines personnes, qu'on les appelle coupeurs de feu, toucheurs, peu importe... ont de réels dons exceptionnels, voire « surnaturels » pour soigner. Il n'en reste pas moins que ces personnes sont paraît-il excessivement peu nombreuses, donc difficiles à rencontrer. Il se dit que certains médecins font appel à leurs services, y compris en milieu hospitalier, mais je n'ai jamais eu la chance d'en rencontrer... Peut-être les nouvelles formations faites dans le registre des thérapies énergétiques proposent-elles, à travers les résurgences de pratiques ancestrales oubliées, un accès à des thérapies dont on sait encore trop peu de choses. Si ce n'est qu'elles seraient capables de fournir d'excellents résultats, et qu'elles relèvent très certainement de phénomènes ondulatoires servant de support à la transmission d'une information vers la matière. A ce stade, néanmoins, je devais abdiquer une fois pour toute et chercher une autre voie.

CHAPITRE 8

MÉDECIN DE CAMPAGNE

Janvier 2009

Me voici en visite chez Daniel, pour faire le point après le passage chez le mage et l'urologue parisien. Je relate l'investigation entreprise chez ce dernier, et les résultats obtenus. Alors que je lui expose à nouveau l'ensemble des mes maux et dresse le bilan des consultations infructueuses déjà effectuées, je perçois à travers son écoute et son silence absolu, l'analyse qu'il fait de chaque donnée concernant mon état, concentré qu'il est à trier toutes ces informations dans la perspective d'une réponse.

Perplexe, Daniel évoque avec moi, en ce début 2009 et pour la première fois, la maladie de Lyme comme potentielle génératrice de mes symptômes.

TESTS SANGUINS

Tout comme Daniel, qui, pour sa part, demeure toujours dans le même village, j'ai quant à moi habité durant quinze ans dans une zone à risque important d'infestation par les tiques, lesquelles prolifèrent sur les animaux de la forêt environnante.

Mon ami médecin n'est donc pas sans ignorer que cette maladie est potentiellement courante dans la région, et a de fait déjà eu affaire à des personnes affectées par cette infection dans son stade primaire.

« C'est vrai qu'on n'y a pas pensé, mais ton histoire, avoir mal partout comme ça, être handicapée comme tu l'es avec ta jambe, et ça va de mal en pis... Quelles souffrances ! Je me demande si tu n'aurais pas la maladie de Lyme ».

La conversation se déroule dans la cuisine de Daniel, ou nous nous affairons après un simple et savoureux déjeuner rapidement partagé ensemble, avant qu'il ne reparte en consultation à son domicile. Très vite, un certain nombre de souvenir me reviennent :

- Mais, attends, si je ne me trompe pas, la maladie de Lyme, quand on l'a, apparaissent quelques temps plus tard un érythème migrant, puis de la fièvre, et parfois une paralysie faciale ou oculaire, non ? Tu te souviens, la fille de notre voisine, Madame V. ? Tu l'avais soignée pour ça, il y a quelques années, on en avait beaucoup parlé entre voisins car sa paralysie oculaire était impressionnante : c'était la première fois qu'on voyait ça au village !

- Oui, en effet, mais bon, c'est peut-être passé inaperçu chez toi, tu n'as peut-être pas eu de fièvre, et les atteintes neurologiques dues à la maladie de Lyme pourraient bien donner certains des symptômes que tu as. Je te propose quand même de vérifier, puisqu'on a tout vérifié par ailleurs...

Personne, aucun médecin n'avait jamais évoqué la maladie de Lyme comme une piste potentielle. Une première sérologie est demandée. Pour ce faire, une prise de sang est effectuée dans un laboratoire « en ville », lequel adresse l'échantillon de sang à un laboratoire spécialisé dans les sérologies complexes. La sérologie revient « douteuse », sans aucun détail. Comme le consensus l'exige, une nouvelle sérologie est demandée pour confirmation, trois semaines plus tard ; le résultat revient également « douteux ». Les deux examens sont néanmoins à un « pouième » près du positif. Notamment, le taux d'anticorps IgM est très proche du taux indiquant une séropositivité avec contamination récente par des bactéries véhiculées par les tiques, bactéries du genre Borrelia (raison pour laquelle on parle de borréliose de Lyme).

Finalement, le laboratoire conclut : « profil sérologique pouvant indiquer un contact récent avec Borrelia. A confronter au contexte clinique, thérapeutique, et à suivre dans trois semaines sur un nouveau prélèvement ».

A la lecture de ces résultats, Daniel m'explique que, si ceux-ci devaient être positifs, ils le seraient très franchement. A ce stade, il ne peut que valider la mention « douteux » du laboratoire. Et de conclure : « on ne peut pas considérer que tu aies la maladie de Lyme ». Pourtant, je devais apprendre plus tard que, contrairement à ce qui est communément admis, un taux élevé d'IgM doit être considéré soit comme la marque d'une infection récente, soit comme celle d'une infection à long terme, donc chronique... Chaque cas ayant ses propres symptômes. Or cela, par manque d'information et de publications médicales sur le sujet, Daniel ne pouvait pas le savoir[1].

PROFESSEUR O.

Comme proposé par le Professeur R. en urologie, j'ai donc pris rendez-vous avec le Professeur O., spécialisé en médecine interne. Le jour dit, j'ai d'abord droit à quatre bonnes heures d'attente dans une lugubre salle d'attente d'un hôpital parisien datant de quelques siècles, et constitué au demeurant de très beaux bâtiments. La restauration de l'architecture a été entreprise et promet de rendre à ce lieu historique de la santé parisienne sa splendeur d'antan. En y regardant de plus près, on peut apprécier l'énorme travail de

---

1 Aujourd'hui figure sur la fiche d'examen de laboratoire, la mention suivante : « Les résultats négatif ou équivoque n'excluent pas la possibilité d'une Borréliose. Le patient peut produire des anticorps en quantité trop faible pour pouvoir être détectés. Les symptômes cliniques, les données épidémiologiques, les résultats d'autres tests doivent être pris en considération au moment de l'interprétation des résultats (B.Mérieux). La présence d'IgM égale une infection récente ou persistante correspondant à une maladie évolutive ».

rénovation, laissant à penser que l'intérieur de chaque bâtiment sera prochainement à la hauteur de ce que l'on peut déjà admirer à l'extérieur. Ci et là, des indices titillent mon imagination, murmurant d'agréables promesses sur l'harmonie bientôt retrouvée qui emplira à nouveau les lieux et le cœur des personnes y venant à fins de mieux-être.

Après entretien et examen clinique tout aussi lugubres néanmoins que l'actuelle salle d'attente, puis dépouillement de mon dossier médical, j'évoque avec le Professeur O. la possibilité d'une « imprécision » quant au résultat de la sérologie de la borréliose de Lyme. Etonné, il me répond « Mais comment votre médecin traitant peut-il évoquer une maladie de Lyme ? Ecoutez-moi : il n'y a ni imprécision, ni maladie de Lyme ».

S'il réfute cette hypothèse, pour ma part je refuse les antidépresseurs et les neuroleptiques qu'il me propose, arguant qu'au plus profond de moi-même, je sais qu'il y a quelque chose d'autre, quelque chose que ses confrères et lui n'ont pas trouvé, malgré trente-sept consultations, des dizaines d'examens de laboratoire, beaucoup d'imagerie, soixante séances de kinésithérapie, le tout en dix mois. Je ne veux pas d'une médication en forme de pis-aller, ni d'un abattement de l'esprit après avoir vécu celui du corps : je veux pouvoir réfléchir, analyser, avancer.

TOUT VA TRÈS BIEN MADAME LA MARQUISE !

A la fin de la consultation, et avant que je le quitte, le Professeur O. me tend une ordonnance pour de nouveaux examens.

Ceux-ci, complémentaires de tous ceux qui ont déjà été effectués, sont notamment plus orientés en immunologie et devraient apporter un nouvel éclairage sur mon état de santé.

Un mois plus tard, lors de la consultation de synthèse, le Professeur O. prend connaissance des résultats des examens que je lui tends et m'annonce la bonne nouvelle : je vais très bien ! Dépassée par ce énième résultat incongru au regard de ce que je ressens au plus profond de moi, je lui fais part de mes inquiétudes grandissantes. Je confirme même être très anxieuse : de plus en plus, en fait, au fur et à mesure qu'il me faut me battre contre un ennemi que je ne connais pas, que je ne vois pas, et dont les forces d'attaque s'amplifient de jour en jour. Mon propre ressenti, au fur et à mesure que j'en fais l'exposé, fait monter en moi une inquiétude qui devient maintenant envahissante : de manière froide et pragmatique, j'en viens à penser que mes chances de survie sont, avec l'impuissance avérée de la médecine jusqu'à maintenant, en train de s'amenuiser.

A l'issue de mon plaidoyer, le Professeur O. écrira un courrier aux trois médecins concernés par ma visite chez lui : mon gynéco, l'urologue et mon référent. Etonnamment, je suis soigneusement laissée dans l'ignorance de ce courrier. Serait-il inconvenant que j'apprenne des choses qui ne me regardent pas ? C'est curieux, car j'aurais pourtant juré qu'il s'agissait avant tout de ma santé… Pas de celle de l'auteur de la lettre ou de ses destinataires. Finalement, je ne saurai jamais ce que ce professeur aura décrit de mon cas.

CHAPITRE 9

LA TOURNÉE CONTINUE

Avril 2009

Une dernière investigation est faite du côté rénal. L'échographie est conduite d'une manière fantastique par un échographe, petit homme simple et discret, à un an de la retraite. Curieusement, lui m'écoute. Vraiment. Longuement. Puis il investigue.

NON, JE NE SUIS PAS FOLLE

Un moment, j'en trouve presque son comportement décalé, tant d'autres avant lui ont mis à mal le principe de recherche et de doute pourtant prônés dans le domaine médical. Or, il cherche, car il a bien compris que ce que je lui ai dit, ce n'est pas de la fabulation. D'ailleurs, il me dira lui-même en ces termes : « Tout ce que vous évoquez, ça existe. Tous les symptômes que vous mentionnez sont décrits. De plus, avoir du sang dans les urines pendant six mois, de temps à autres, ça existe. C'est juste incroyable qu'on n'ait pas retrouvé ça au labo, mais je vous crois, absolument. Vous êtes une personne très analytique, à la démarche scientifique, je ne sais pas si c'est votre métier qui veut ça, mais une chose est sûre, c'est que vous ne racontez pas d'histoires. D'ailleurs, ce serait impossible de rechercher et de mettre bout à bout autant de symptômes, uniquement pour aller passer votre temps chez les médecins. Inenvisageable ! Maintenant, en dehors des micro-échos que vous voyez là, sur l'image de vos reins, je ne saurais pas vous dire ce que vous avez. Pour moi, ce ne sont pas des calculs, je pense que ce n'est qu'un artéfact, mais que vous dire d'autre pour répondre à votre état général ? ».

Merci, Docteur, d'avoir su recevoir ce que je vous disais. Merci de ne pas m'avoir rejetée au bout de dix minutes en me disant que je vous cassais les pieds et que vous aviez « du chiffre d'affaire à faire » – ça, ça m'a été dit par un médecin, aussi incroyable que cela paraisse ! Mais surtout, merci de m'avoir considérée comme un être humain, capable de raisonner, de comprendre, de s'investir, et... de souffrir, non de passer son temps à fabuler.

ET POURTANT...

L'échographe m'adresse à un néphrologue du même établissement. Le changement d'ambiance est de taille. Le confrère en question ne me regardera pour ainsi dire que trois minutes, sur une consultation de quarante-cinq : j'ai de la chance, je suis sa dernière patiente de la matinée... Il ne m'écoutera pas plus de trois minutes également, pas même pour essayer de capter une quelconque information utile en provenance de sa patiente. Il ne posera pratiquement aucune question. Un brin désarçonnée par ce presqu'autisme volontaire de la part d'un membre de l'empathique corps médical, je change mon fusil d'épaule et lui parle sans chercher de retour, essayant simplement de lui donner des informations à même peut-être de le mettre sur la voie d'une nouvelle hypothèse qui n'aurait pas encore été soulevée. Il n'écoute pas un mot, le nez plongé dans la pile de paperasse que j'ai apportée, témoignage poussiéreux de ma percée dans le désert de l'incompréhension. Il lira tous – absolument tous – les comptes-rendus d'examens de laboratoire et tous les rapports de tous les médecins, il regardera toutes les imageries que j'ai apportées. Les ongles rongés jusqu'à l'âme, il se comportera comme un robot gobeur de papier, me donnant du « chère Madame » comme il l'a

certainement entendu faire des grands professeurs qu'il suivait tout au long de ses études de médecine. Et de conclure, après un bref examen clinique :
- Chère Madame, et vous avez *même* consulté le Professeur O. en médecin interne? Vous en avez, de la chance, il n'est pas facile d'avoir un rendez-vous avec ce monsieur ! C'est un éminent interniste, connu dans le monde entier ! Alors, écoutez-moi : s'il vous a dit que vous n'aviez rien, vous pouvez le croire, vous n'avez rien ! Pourquoi passez-vous votre temps dans les hôpitaux à encombrer les consultations des médecins ? Vous n'avez rien, chère Madame, rien ! Tout va bien ! Rentrez chez vous et arrêtez de chercher des choses qui n'existent pas !

CHAPITRE 10

L'OSTÉOPATHE

Avril 2009

Mes recherches incessantes, malgré un moral en chute libre et des douleurs qui progressent à l'extrême inverse, me font consulter, en avril 2009, un troisième ostéopathe. Si ces thérapeutes sont connus pour avoir une approche du patient tout à fait remarquable, encore faut-il qu'ils soient vraiment ostéopathes. Car, sachez-le, il existe, dans le registre des gens sans scrupules, des individus qui sans avoir jamais suivi de cursus spécifique à cette profession, décident un beau matin au saut du lit de s'autoproclamer praticien. Mais bien heureusement, tous les ostéopathes ne sont pas comme cela, ceux qui ont à minima suivi ce difficile cursus comprenant six années d'études sont tout à fait stupéfiants. C'est ce que démontre la suite de l'histoire.

NERVEUSE

L'ostéopathe que je rencontre ce jour m'a été recommandé par des amis gersois. Il s'agit d'un spécialiste dans le domaine des soins aux sportifs, et qui aurait longtemps officié aux compétitions des Jeux Olympiques. Cela me rassure mais ne dissipe aucunement tous mes doutes : après tout, j'ai déjà fait les frais de personnes recommandées et pourtant, on ne peut moins recommandables… Qui sait si je ne vais pas simplement au-devant d'une énième déception, sans parler des risques de ce type de charlatanerie ?

Un brin nerveuse, sur la défensive bien que lasse et fatiguée, je sonne à la porte du cabinet et pénètre dans l'entrée d'un appartement délabré. On devine sur le champ que le propriétaire des lieux se soucie peu des apparences. Négligence de sa part, ou volonté délibérée de s'occuper de l'« être » plutôt que du « paraître » ? A peine arrivée, ma main est happée par un homme de haute taille, d'allure solide, et qui me reçoit donc d'une large poignée de main doublée d'un franc sourire. Il me laisse déambuler à trois mètres devant lui, alors que je me dirige vers la salle de soins la plus éloignée de sa salle d'attente. Arrivée en salle d'examen, je lui explique rapidement mon accident et ce qui s'en est suivi depuis huit mois pour mon genou. Nous sommes debout, face à face. Il me regarde droit dans les yeux et me dit d'une voix sûre : « Votre tibia n'est pas dans l'axe. Il est légèrement décalé, ça peut être d'un dixième de millimètre, mais c'est ce qui vous empêche de marcher ».

Interdite, je ne sais quoi dire.

Je brandis mes images radiologiques. Il les regarde, ne les commente pas.

Toujours muette de stupéfaction, à sa demande, je m'allonge sur la table d'auscultation. L'ostéopathe pose quelques questions, examine, palpe le pied, remonte lentement vers le genou, toujours en palpant, et s'arrête sur celui-ci. Un geste sec et précis. Sans que j'aie eu le temps de dire ouf, ni d'envisager ce qu'il allait faire, en une fraction de seconde le genou abîmé au cours de l'accident de grain de raisin est déboîté et aussitôt remboîté. Puis il redescend la rotule qui, au cours des huit mois de rééducation, s'était peu à peu déportée trop haut sur l'articulation.

L'espace d'un instant, avant que la douleur ne me submerge violemment, je comprends pourquoi il m'avait dirigée vers la pièce la plus éloignée de son cabinet : on m'entendait hurler jusque dans la salle d'attente !

JE CRAQUE

Alors que je suis encore tremblante, il reprend son examen. Avec fermeté mais délicatesse, il manipule tout mon corps, fait craquer par ci, appuie par là, redresse la carcasse. Sans même y faire attention tant le choc de la manipulation au genou a été fort, je dénombre machinalement : trois côtes, des vertèbres dorsales et cervicales, les épaules, le bassin... Ça craque, c'est inquiétant, mais en même temps, je sens que des choses se remettent en place. Secouée dans le corps et dans l'âme, toujours allongée sur la table de soins, je gis, haletante, tremblante, et pourtant envahie d'un étrange et bienfaisant relâchement de tout le corps.

L'ostéo me sourit et me dit :

- Maintenant, pliez votre jambe.
- Mais je ne peux pas, lui répondé-je en sanglotant.
- Mais si, vous pouvez. Allez !
- Non, non, je ne peux pas, c'est coincé !

Délicatement, l'ostéo attrape mon genou d'une main, et pose son autre main sur la face antérieure du tibia. Poussant celui-ci vers l'arrière, il initie un mouvement m'amenant à plier la jambe et me demande d'accompagner volontairement ce mouvement.

Et miracle : ma jambe se plie totalement, sans aucun accrochage.

C'est la toute première fois qu'un acte médical fonctionne. Réellement, immédiatement. Lorsque l'homme me demande de recommencer, je retiens inconsciemment ma respiration : tous mes sens se préparent à enregistrer le moindre détail des manœuvres à venir, comme si on exhumait la check-list poussiéreuse de cette articulation tombée en désuétude.

Nous effectuons à nouveau ensemble la manœuvre, tout doucement, plusieurs fois de suite. Et à chaque fois, l'articulation plie sans aucun problème. Magie d'un mécanisme fantastique dont le bon fonctionnement est si aisément pris pour acquis...

A ce moment-là, quelque chose en moi se rompt : je n'en peux plus, je craque, je fonds en larmes. L'ostéopathe, bienveillant, tamise la lumière dans la pièce, installe la lampe chauffante à infrarouge au dessus de mon corps, me recouvre d'une longue serviette et quitte la pièce sans bruit. Je resterai ainsi pendant trente minutes, à rassembler mes esprits, à accepter ma nouvelle condition, aussi : celle de quelqu'un qui peut marcher correctement à nouveau.

EPIPHÉNOMÈNE ?

C'est ce qu'on me dira, plus tard.

Peut-être. Sans doute. Si l'on veut…

Il n'empêche. Sans cette bienveillante attention, sans cette manœuvre si précise issue d'un immense savoir-faire accumulé au cours de longues années de pratique, en France et à l'étranger, dans quel état aurais-je quitté les lieux ? Car il y avait bien un risque, et pas des moindres : il aurait bien pu être lui aussi un autre de ces escrocs, et qui sait quelle quantité de plumes j'aurais alors de nouveau laissé ?

Faire face aux risques et les assumer, c'est le seul moyen de s'en sortir. Il ne faut pas compter désespérément sur les autres pour se tirer d'affaire. Et puis, chacun a sa part de responsabilité dans ce qu'il est et ce qu'il devient. D'autre part, que serait une vie sans risque ? Accepter cet état de fait, c'est avancer. Chaque journée me rappelait cette leçon.

Au sortir du cabinet, je me sens changée. J'ai presque l'impression de revenir à la vie et que le cauchemar va maintenant prendre fin. Car malgré la maigreur alarmante de ma jambe, et des sensations toujours aussi bizarres dans le pied, je marche à nouveau.

Je marche. Normalement, ou presque. Mon articulation accepte à nouveau la flexion, ce qui n'était plus possible depuis dix mois, dix longs mois... Et m'avait forcé à programmer, avec un troisième chirurgien orthopédiste, une intervention chirurgicale. Laquelle aurait dû avoir lieu à peine dix jours plus tard.

CHAPITRE 11

UN ÉTÉ PLEIN DE PROMESSES

Mai 2009

Encouragée par les progrès de motricité de l'attelage fémur - genou - pied, un moral enfin à l'avenant et la perspective d'un été radieux et chaud, je reprends la marche et la natation. A tout petits pas, à toutes petites brassées, d'abord. A cause de l'inaction, donc principalement des déboires liés à mon genou, tous mes muscles se sont affreusement atrophiés. La reprise promet d'être ardue.

PAS QUESTION DE SE LAISSER ABATTRE !

Motivée, j'élabore mon propre programme d'entraînement : ainsi, je suis sûre de pouvoir sentir par moi-même ce qui fait du bien et amène des résultats, et ce qu'il vaut mieux éviter. Après tout, en matière de traumatisme et de rééducation, j'ai déjà un vécu intéressant : garçon manqué dans l'âme, à force de grimper partout et d'essayer de vérifier si Newton avait raison avec sa pomme, j'ai pu accumuler une base non négligeable d'informations sur le sujet !

Les premiers bains se feront dans un établissement thermal du Gers. Avec un sourire, je retrouve les bouées oblongues en mousse – les fameuses « frites » – dont les enfants savent, avec toute la fantaisie qui est la leur, faire tant d'usages. Bien plus prosaïquement, elles serviront pour ma part surtout à soutenir mon corps et à l'accompagner dans ses retrouvailles avec l'élément originel.

Là encore, je détermine mon programme personnel de rééducation. Attentionnés, les maîtres nageurs s'enquièrent de mon cas et font preuve d'une grande écoute. Certains me livrent leurs expériences personnelles de traumatismes, pour lesquels ils ont vécu une rééducation fonctionnelle. Grâce à ces informations, et des astuces que je découvre par moi-même, l'entraînement auquel je m'astreins deux fois par semaine dans l'eau me permettra peu à peu de redévelopper un embryon de masse musculaire, et de retrouver une motricité encourageante. Tout comme l'eau le fait avec mon corps, je sens que ces progrès allègent enfin, un peu, le poids qui me pèse sur l'âme.

En parallèle de ces nouvelles réjouissantes, j'ai bien entendu annulé l'opération du genou, générant au passage un petit scandale à la clinique où l'intervention était prévue.

Voyez plutôt : dans les faits, il était initialement prévu que j'entre en clinique le 6 mai, pour une intervention le 7. Or, mon passage chez l'ostéopathe avait, comme vous vous en souvenez, quelque peu changé la donne. Prenant en compte la chose, je choisis d'attendre quelques jours afin de m'assurer que rien ne viendrait démentir les excellents résultats obtenus lors de ma visite chez ce praticien.

Rassurée, je me décide donc à téléphoner à la clinique pour annuler le rendez-vous d'intervention, sept jours avant celle-ci. J'explique que, sur les conseils du chirurgien, je suis allée voir un ostéopathe, et que, aussi incroyable que cela puisse paraître, il m'a remis l'articulation en place. Bien sûr, ça ne stabilise pas la rotule, mais ça me permet de marcher, et de plier l'articulation. La secrétaire du chirurgien, atterrée, me dit : « Mais non, vous ne pouvez pas annuler l'opération comme ça ! Vous vous rendez compte ? Le bloc est réservé pour la semaine prochaine, l'anesthésiste aussi, et le Dr X., il s'est organisé pour vous opérer, c'est un acte en moins pour lui, vous comprenez ? Il n'en fait qu'une par semaine, alors non, non, on ne peut pas faire ça, vous ne pouvez pas annuler l'intervention ! ».

J'en reste, un instant, muette. La seule explication à cet incompréhensible illogisme qui me vient spontanément, est aussi désagréable que dérangeante : serait-il possible que ce respectable docteur en médecine ne me considère, en fin de compte, que comme une source d'approvisionnement financier pour emplir son garde-manger ? Aurait-il un crédit en cours pour son nouveau winch et ses compétitions de voile ? S'agirait-il finalement, malgré tout le cachet social dont il tire pourtant déjà grassement parti, d'un vautour comme tant d'autres croisés sur ma route ?

Après tout, peu importe ! Je persiste : « Non, je regrette, je ne me ferai pas opérer, c'est mon droit le plus strict. Vous m'excuserez auprès du Dr X., mais là, vous voyez, mon articulation fonctionne parfaitement, je ne vois donc pas pour l'instant l'utilité d'une intervention. Je ne manquerai pas de venir consulter à nouveau dans quelques temps, en fonction de l'évolution de la motricité et de l'hyper-laxité de la rotule, mais pour l'heure il n'est pas question qu'on touche à mon genou ».

Dont acte.

DÉPASSEMENT D'HONORAIRES… ET DE LIMITES

Imaginez le désappointement de ce service de traumatologie orthopédique lorsque je vins annoncer qu'un ostéopathe avait réglé le problème, sans intervention, et… sans engager des sommes folles dans toute la machinerie fonctionnant autour de ladite intervention ! Sans oublier les conséquences post-opératoires, pour moi : à nouveau, des mois et des mois de rééducation, des souffrances, des incertitudes…

Et puis, faut-il le mentionner, le « dépassement d'honoraires » demandé par le chirurgien ? Car en effet, cette pratique courante de racket toléré ne lui avait pas fait défaut. Oh certes, le montant en était resté bien modeste : 350 € seulement. Sans compter que je n'eus la joie d'apprendre l'existence de ces petits frais supplémentaires que par la secrétaire du docteur, lors de la remise des documents préalables à l'organisation de l'intervention chirurgicale. C'était donc mentionné par écrit, et confirmé par l'assistante ; car le chirurgien, lui, ne m'en avait pas parlé...

Cette sympathique lubie, comme je devais le dire plus tard à quelques autres médecins, pourquoi ne pas la généraliser à tous les corps de métiers ? En effet, sur la feuille qui m'avait été remise par la secrétaire, était écrit : « Au vu des diplômes universitaires de Monsieur le Docteur X., il y aura un dépassement d'honoraires de 350 € que nous vous prions de bien vouloir lui régler, etc. ».

Allons plus loin dans le raisonnement. Admettons que je sois toujours en exercice en compagnie aérienne, et donc commandant de bord. A l'escale d'un aéroport, sur la passerelle de l'avion, à la jonction du corridor mobile qui les a amenés jusqu'aux abords de la porte ouverte de l'avion, j'accueille les passagers, accompagnée de la chef de cabine. Avec un grand sourire, munie d'un petit panier en osier, genre corbeille à pain, pourquoi n'annoncerais-je pas auxdits passagers : « Au vu de mes titres aéronautiques (qui sont au moins aussi prestigieux que les vôtres, Monsieur le chirurgien) je vais vous demander un dépassement de 200 € sur votre titre de transport ». Allez, soyons simple : 100 passagers = 20 000 €, facile, non ? Est-ce que le chirurgien, passager sur le vol que je vais conduire, trouvera mon attitude légitime et à son goût ? Et pourquoi ne pas étendre cette pratique plus loin ? En effet, lorsque le plombier vient dépanner l'évier bouché dans la villa du chirurgien, pourquoi ne lui demanderait-il pas un dépassement d'honoraires de... 500 €, par exemple, au vues de ses titres de plombier confirmé ? Et ainsi de suite… Car il n'y a pas de sots métiers. Nous savons bien qu'il n'y a que de sottes gens. Et des pratiques intolérables, car, dans le cas de la médecine, elles génèrent des impossibilités, pour certaines personnes, de se soigner. Serment d'hypocrite ou d'Hippocrate ?

Incident clos. Mais quand même, après l'enterrement tout récent d'un ami qui avait payé 8800 € de dépassement d'honoraires – « *all inclusive* », quand même : chirurgien, clinique, anesthésiste compris – pour une opération qui n'a pas donné les résultats escomptés, et devait le conduire au décès trois mois plus tard, la révolte en moi n'aura jamais cessé de bouillonner.

TOUJOURS PAS DE RÉPONSES À MES QUESTIONS

Malgré tout, l'arrivée de l'été me redonne du cœur au ventre. La chaleur et la reprise des activités physiques, tout doucement, timidement, commencent à faire leurs preuves. Cependant, si les douleurs liées à la fibromyalgie dans les jambes et les bras diminuent, les douleurs pelviennes sont toujours là, pesantes. La vision ne s'améliore pas non plus ; les yeux étant toujours très rouges et très secs, il me faut y mettre plusieurs fois par jour des larmes artificielles pour éviter les sensations de brûlure permanente. Le sommeil, quant à lui, se révèle toujours aussi désastreux.

Cette période de l'année me voit entamer quelques visites médicales de routine programmées depuis un certain temps déjà. D'abord chez l'ophtalmo, à laquelle j'expose ma situation, inchangée. Elle me dit que c'est fréquent, beaucoup de gens ont les mêmes symptômes : les yeux qui piquent, qui brûlent, qui sont rouges. « Sûrement la pollution », conclut-elle. Quant aux flocons blancs, « c'est comme ça, il y a des gens qui en ont, et parfois il y en a de plus en plus en vieillissant, mais ça ne s'opère pas. On ne sait pas vraiment à quoi c'est dû », me dit-elle.

Visite également chez le gynéco toulousain. Je ne l'avais pas revu depuis mon retour du Maroc, un an plus tôt. C'est avec plaisir que je retrouve cet homme calme et à l'écoute. Nous parlons du Maroc d'ailleurs, et j'apprends qu'il y a travaillé pendant un bon nombre d'années, dans des conditions très difficiles : démuni de tout, ne pouvant s'appuyer que sur l'auscultation et donc la clinique pour apporter son aide aux femmes qui, de surcroît, ne parlaient pas forcément français, il avait dû déployer des trésors de qualités humaines pour mener à bien sa croisade personnelle. Voilà qui explique certainement, au moins en partie, sa réelle empathie, ses impressionnantes capacités d'écoute et d'analyse.

Nous faisons le point sur ma situation. A l'auscultation, il m'informe que j'ai les vertèbres sacrées complètement soudées, et les ligaments pelviens très enflammés. Tiens ? C'est nouveau, ça ! Et c'est dû à quoi, lui demandé-je ?

Malheureusement, le gynéco n'a pas de réponse. En ce qui concerne l'inflammation des ligaments, il pourrait s'agir d'un simple manque de vitamines. Les faire doser pourrait peut-être apporter une réponse partielle à la question. Il me suggère donc de consulter à nouveau en médecine interne, à Toulouse : puisque rien n'a été trouvé à Paris, peut-être qu'un œil nouveau sur cette situation de symptômes atypiques et inexplicables saura, avec le recul nécessaire, mettre en évidence une piste qui n'avait pas encore été explorée ?

Nous décidons cependant qu'il n'y a pas urgence à prendre ce rendez-vous : autant profiter des réelles améliorations de mon état général et de l'été, on envisagera les examens et la rencontre avec l'« interniste » à l'automne. Cet aperçu du futur, bien moins terne qu'à l'accoutumée, met en perspective une nouvelle piste d'investigations, génératrice d'espoir, ce qui n'est pas pour me déplaire : je sais bien qu'aux saisons froides, mon état de santé a une nette tendance à empirer. Enfin – et c'est une belle surprise – mon gynéco m'apprend, durant l'auscultation, qu'il a travaillé pendant dix ans avec un maître en ostéopathie ; grâce à un geste précis, il va débloquer les vertèbres sacrées qui étaient soudées. Dieu que ça fait du bien !

RESTER EN MOUVEMENT, À TOUT PRIX

La poursuite d'activités physiques, à mon rythme, me fait un bien fou. Plus je bouge, moins je souffre. J'avais déjà constaté cela par le passé, ayant depuis toujours une tendance à beaucoup souffrir du dos, et particulièrement des lombaires. De mon expérience, les meilleurs moyens de faire passer ces douleurs étaient la marche quotidienne rapide pendant une heure, si possible, et la natation. Ainsi que la chaleur, par exemple sous forme de bouillotte très chaude appliquée à l'endroit douloureux. Une autre solution consiste à prendre des antalgiques, ou des anti-inflammatoires. Dans mon cas cependant, c'eût été de traiter uniquement la douleur – donc le symptôme – ce que je ne voulais pas : tout ce qui m'importait réellement était d'identifier la ou les causes de mes problèmes et d'y remédier. Isoler la maladie, la traiter, et se débarrasser enfin du cortège de souffrances qu'elle entraînait dans son sillage. C'est tout !

L'été s'écoule sans visite médicale. Sentez-vous l'agréable musicalité de cette idée ? Pour ma part, j'avais presque oublié comme la vie peut être reposante et agréable lorsqu'on n'est pas obligé de passer son temps à réexpliquer les choses en vain, puisqu'au dire des médecins je ne suis pas malade…

CHAPITRE 12

L'HIVER S'INSTALLE

Septembre 2009

AVEC LA FRAÎCHEUR QUI REVIENT, LES DOULEURS MUSCULAIRES réapparaissent en force et s'intensifient. Les articulations sont terriblement douloureuses. Tous les os et cartilages de la colonne vertébrale me font souffrir. Il en va de même pour tous les os du pied, du bassin, des coudes, des épaules. Les illusions sensorielles reviennent elles aussi : mon cerveau me joue des tours et l'horizon ne veut plus rester en place, roulant et tanguant à son gré. Ecrire ou même lire deviennent des activités pénibles et je n'ose même plus téléphoner, tant je bafouille parfois et cherche mes mots. La sensation de pied « pris dans un étau » se fait de plus en plus forte, malgré les beaux progrès obtenus sur ma jambe gauche. Les yeux piquent, les aponévroses brûlent, les acouphènes m'assaillent, le cou est bloqué, c'est à peine si je parviens à déglutir, je transpire à grosses gouttes tout en claquant des dents, les mollets des deux jambes me font un mal considérable... Et que dire des crampes perpétuelles, des douleurs pelviennes et de mon cœur qui, lui aussi, s'est finalement décidé à rejoindre les festivités.

VOIE SANS ISSUE

La liste de mes souffrances est longue, mais ne me vaut pourtant pas le moindre soutien médical. De fait, cette avalanche de symptômes, de douleurs, ne génère une fois encore qu'un mur d'incompréhension totale. Vu de l'extérieur, il semble évident que mes neurones ont lâché et que mon cerveau me joue des tours. Même au sein de mon entourage, on commence à penser aussi que, après tout, « c'est peut-être bien dans la tête que ça se passe ».

Début décembre je vais néanmoins consulter l'interniste toulousain qui m'avait été recommandé six mois plus tôt par mon gynéco. L'exposé de mon périple le fait sourire, et c'est d'un ton narquois, à peine masqué, qu'il me dit : « Bon, si vous voulez, on va faire cette recherche de déficience éventuelle de vitamines évoquée par votre gynéco, mais je n'y crois pas. Vous savez, si vous avez vu le Professeur O., qui est une célébrité, et qu'il vous a dit que vous allez bien, c'est que vous allez bien. Vraiment, vous n'avez rien à faire ici ».

L'obséquiosité stupide du personnage me laisse de marbre : pas de temps à perdre à convaincre ce type d'individu du bien-fondé de ma démarche. Directement après la consultation, je me rends au laboratoire de l'hôpital afin de faire réaliser le prélèvement de sang pour la recherche du taux de vitamines B.

Je ne recevrai jamais les résultats. Aucune information ne me sera transmise par le médecin interniste ou le laboratoire de l'hôpital. En revanche, le courrier qu'il adressera à mon gynéco se révèlera n'être qu'un déni vibrant de la réalité exposée par sa patiente – moi. Incapable d'intégrer à son équation les données que je lui ai transmises, l'interniste préconisera lui aussi des antidépresseurs afin que j'arrête de « somatiser ».

Ainsi, se ferme – pour ne pas dire se claque avec violence – une autre porte. Encore de l'argent dépensé pour rien. Pas le mien, mais celui de la Sécurité Sociale. Encore du temps perdu, de l'énergie gaspillée : il devient si difficile, à un certain stade, de trouver encore le courage de se déplacer à l'hôpital pour une demi-journée. Quel gâchis, quelle tristesse, quelle violence aussi ! Car si ce défilé permanent d'esprits emmurés dans leurs convictions a réussi à quelque chose, c'est bien à générer une dose croissante de déceptions, d'amertume, voire d'hésitations quant à la pertinence de toute la démarche. Déception de ne pas être prise au sérieux. Déception de ne pas être entendue. Amertume face à un corporatisme insupportable, capable d'amener les gens aux pires extrémités. Car lorsqu'on se trouve en état de souffrance extrême, que rien ne vient soulager, et que l'aide qu'on attend nous est déniée par ceux-là même dont on atteindrait une main secourable, lorsqu'on en est là, à considérer de droite et de gauche, toutes ces portes fermées, ces visages fermés, alors ne reste que la sensation d'un gigantesque échec, que plus rien au monde ne saurait effacer. Qui sait ce que certains, fragilisés, pourraient alors envisager ?

LE DÉSESPOIR ME GUETTE

La fin de l'année m'enserre dans une gangue de froid pénétrant et grandissant. Loin d'aider, ce dernier exacerbe encore les douleurs que je ressens, notamment mes douleurs musculaires. Grelotter et souffrir deviennent les principales composantes de mon état « standard ». Le nouvel an se profile et avec lui ce cortège d'incertitudes et d'angoisses qui m'est désormais bien connu. Certaines questions sont revenues, elles aussi : les souffrances seront-elles pires cette année ? Aurais-je le courage de me relancer dans la mêlée avec tous ces jugements, ces dénis, ces refus ? Tiendrai-je le coup, tout simplement ? Je me mets à penser que, au déjeuner, prochainement, je pourrais peut-être essayer de me cuisiner un petit repas de plantes toxiques, une branche de laurier rose à la sauce dieffenbachia par exemple…

A ce moment-là, je ne suis plus sûre de rien. Je maigris à vue d'œil, et les quelques forces qui me restaient disparaissent. Pourtant, jour après jour, je me force à donner le change ; à marcher tant bien que mal, à sourire, et à entraîner vers la joie d'une soirée de réveillon ceux qui sont dans une misère encore plus grande que la mienne.

CHAPITRE 14

NICOLE

Janvier 2010

Mon amie Nicole, 68 ans, ballotée depuis dix ans de médecins en « mages » de tout poil et autres « gourous », a trouvé grâce à son naturopathe, l'adresse d'un laboratoire qui semble être spécialisé dans le dépistage de la maladie de Lyme. Elle avait déjà fait faire cette sérologie un an plus tôt dans un des trois laboratoires français auxquels sont adressés conventionnellement les prélèvements sanguins pour ce type d'examen. Le résultat en était revenu douteux. Pour cette nouvelle expertise, elle s'est adressée à un laboratoire spécialisé : la sérologie revient positive sans aucune ambiguïté. Encouragée par l'obtention d'un résultat clair et donc annonciateur de mesures mélioratives, Nicole m'invite également à faire refaire ma sérologie. Ce que je fais, début 2010 ; mais pas dans le laboratoire dont elle m'a parlé car, la mémoire partiellement perdue, mon amie n'en retrouve plus le nom.

SCEPTICISME

Avec Daniel, j'évoque donc par téléphone le souhait de faire réaliser ce nouveau sérodiagnostic. Malgré la distance – il demeure toujours en région parisienne –, il n'a jamais cessé de suivre mes apparents « délires », de s'intéresser aux pistes que mon instinct me dictait d'emprunter. Egal à lui-même, ouvert, patient et sincère, les yeux certainement plissés de la joie de me taquiner gentiment, cette fois-ci il ne se prive pas de me faire part de ses doutes : d'après lui, si j'avais « un Lyme » depuis deux ans comme je le suppose et puisque je m'entête sur cette idée, il y a longtemps que l'on aurait dû clouer le cercueil ! Cependant, Daniel a ceci de très humain qu'il ne réfute jamais la possibilité d'une erreur, d'un développement atypique dans les facteurs humains comme dans une maladie ; de plus, il me connaît bien et sait que, l'idée ayant fait son chemin, je suis forcément décidée à en éprouver les possibilités.

L'amitié est une chose extraordinaire. Elle transcende les clivages, jette des ponts au-dessus de fossés infranchissables autrement, rend certaines choses possibles dont on se demande bien, sans cela, ce qui aurait permis de les rendre réalisables. Enième preuve de celle de Daniel, ainsi que de sa volonté de rechercher véritablement des solutions et de m'accompagner, il m'envoie donc une ordonnance pour faire refaire la sérologie.

Après réflexion et recherche de l'endroit approprié pour faire réaliser l'examen, je « monte à Paris ». J'ai décidé, à défaut d'autre chose, d'aller dans un hôpital dont le renom, depuis plus d'un siècle, reste le garant d'une véritable qualité des actes et recherches qui y sont menés.

Le médecin qui me reçoit avant le prélèvement au laboratoire – c'est le protocole – est spécialisé en maladies tropicales. L'air bon enfant, paternaliste, le cou enveloppé dans un foulard coloré, à la manière de certains artistes, il m'écoute... mais ne croit pas à l'analyse que je fais de la situation médicale qui m'accable. Ne croit pas davantage que je puisse être atteinte de la maladie de Lyme. Après une longue tirade sur « ce qu'il enseigne aux étudiants en médecine, là, dans le bâtiment juste à côté », et sur la manière dont il ne faut pas se laisser envahir par les patients, il valide néanmoins ma demande et m'adresse au laboratoire de l'hôpital. Là encore, l'infirmière chargée d'effectuer le prélèvement ne me croit pas lorsque j'essaye succinctement de lui expliquer mon hypothèse quant à l'infestation par la maladie de Lyme. Dix jours plus tard, pourtant, le verdict tombe : le résultat est positif.

CHAPITRE 14

BRANLE-BAS DE COMBAT

Mai 2010

Une deuxième sérologie de la borréliose de Lyme est faite trois semaines plus tard. Elle aussi revient positive : enfin, j'obtiens du concret !

En visite en hôpital parisien pour rencontrer une amie obstétricienne, celle-ci me propose de faire une troisième sérologie afin d'en avoir le cœur net. Là encore, le résultat s'avère positif.

Au même moment, des amis en région parisienne – m'offrant l'hospitalité pour cette période chargée de rendez-vous et démarches médicales – inquiets de me voir si souffrante, me proposent de rencontrer leur médecin, le Dr Chaumier. Ce monsieur âgé de 80 ans, charmant, courtois, aimable, attentif et gai, habite une ancienne villa du sud de la région parisienne. Belle demeure aux murs épais et blancs, celle-ci se présente comme un havre de fraîcheur lors des chaudes journées d'été. Un parfum d'autrefois flotte dans la vaste salle d'attente. Nostalgique, j'y retrouve, dans la décoration désuète des murs et du plafond, des images de mon enfance, époque bénie où tout était si simple vu de ma petite taille et de mon jeune âge.

Le Docteur Chaumier me reçoit. Durant 1h 45, il m'écoute, pose des questions, investigue. Et très rapidement, convient que je souffre d'une « polypathologie ». Est-elle liée à la maladie de Lyme ? Il n'en sait rien : il me dit tout de go ne pas bien connaître cette maladie, et ne pas savoir précisément comment la soigner. Il préfère m'adresser à un spécialiste en la matière. Dans un large livre qu'il vient d'ouvrir, il cherche le numéro de téléphone du service auquel il souhaite m'adresser, afin d'organiser un rendez-vous avec ce spécialiste. « Mais que faire pour être prise correctement en charge dans les hôpitaux », me dit-il ? « C'est un réel problème aujourd'hui ». Tel Lucky Luke dégainant à toute vitesse, il décroche dix fois son téléphone et remue toute la région parisienne pour que je sois prise en charge urgemment : « on ne peut pas laisser cette femme souffrir comme ça plus longtemps », assène-t-il au téléphone à un cadre de permanence. « Un cadre-infirmier de permanence ? C'est quoi, un cadre-infirmier de permanence ? » demande-t-il en haussant les sourcils à son invisible interlocuteur, me prenant à témoin. « C'est à un médecin que je veux parler, pas à un cadre-infirmier de permanence ! »

Exaspéré par la lourdeur du système médical, il ne ménagera ni sa peine ni les personnes qu'il a au bout du fil, ici et là, avant d'obtenir enfin l'assistante du Pr Y., lequel est spécialisé en maladies infectieuses dans un hôpital à Paris.

Ce merveilleux Docteur Chaumier, encore empli de sa passion et de son dévouement pour l'être humain – comme à son premier jour après avoir prononcé le serment qui devait lier sa vie à la santé des malades qu'il allait soigner – mon Dieu qu'il ma fait rire, mais aussi m'a émue ! Quelle empathie pour ceux qui souffrent et qu'il voudrait tant aider ! Quel investissement dans l'action, quelle implication personnelle, quelle chaleur humaine, quel soutien, quel amour de l'autre... ! Merci à vous, Docteur, pour ce don de votre vie que vous faites à vos patients.

DÉNI D'ÉVIDENCE

Le lendemain, à 8h30, je suis à l'hôpital, pour le rendez-vous qui avait été négocié si durement la veille par le Docteur Chaumier. Je vais rencontrer un adjoint du Professeur Y., le Docteur Durant. Très vite, à ma grande surprise et non moins considérable déconfiture, je me rends compte que mon interlocuteur est loin d'être gagné à la cause. Rebelote : une heure d'entretien et nouveau déballage de toute l'histoire. Et le médecin, bien calé au fond de son fauteuil, reçoit mes propos, une fois encore, dans une négation silencieuse qu'il clame cependant de tout son être. Jusqu'à la moitié de l'entretien, il me toise et me répond du bout des lèvres. Au fur et à mesure que notre échange progresse, force lui est malgré tout de constater que, pour décrire tout ce qui m'est arrivé depuis des années, j'utilise des termes médicaux précis que j'ai l'air de connaître et, comble du comble, de comprendre. Finalement, rongé d'une curiosité qu'il fait de son mieux pour remiser, il me demande si je travaille dans le domaine médical. Je lui réponds que non.

« Mais alors, Madame, quelle est votre profession ? » Je lui réponds qu'actuellement, je n'en ai plus. Mais que, dans un passé pas si lointain encore, j'ai été pilote de ligne, commandant de bord, puis instructeur simulateur dans une grande compagnie aérienne française.

Immédiatement, le ton change. De l'autre côté de son bureau, c'est tout juste si je ne vois pas le sélecteur de l'attitude de ce monsieur basculer avec bruit sur le mode « amabilité affable ». Poliment, il essaye alors de m'expliquer – à l'instar d'autres avant lui – qu'au vu tout de tout le périple médical que j'ai déjà accompli, il y a peu de chances que j'aie quoi que ce soit de sérieux. En tout cas, pas la maladie de Lyme. Oui oui, malgré les trois sérologies positives ! Peut-être bien plutôt une maladie auto-immune. D'ailleurs, si vraiment je veux me faire hospitaliser, comme le suggère le Docteur Chaumier, eh bien, qu'à cela ne tienne : on va faire une quatrième sérologie, qui reviendra négative – c'est sûr – et ensuite, on m'hospitalisera, voilà ! Et puis, est-ce que j'ai déjà subi une ponction lombaire ? Non ? Parce qu'il se pourrait que l'on ait à en faire, mais après tout, ça me ferait découvrir autre chose que je ne connais pas encore, malgré ma fréquentation assidue des hôpitaux !

Je suis écœurée. De toute évidence, nous ne parlons plus de diagnostic ou de guérison : sur le ton du sarcasme, son seul objectif est de me démontrer qu'il a raison et que je n'ai pas la maladie de Lyme. Pour ma part, et malgré tout ce que j'ai appris sur cette maladie à force de fouiller partout, peu m'importe que j'aie ou non la borréliose de Lyme. Ce n'est pas moi le médecin. Peu m'importe le nom que je pourrai exhiber devant mes collègues, mes amis : ce que je veux, c'est arrêter de souffrir. Non en m'abrutissant de drogues mais parce qu'on aura trouvé la maladie qui me ronge. C'est tout.

RISQUER SA PEAU... OU PAS

Il est tout bonnement incroyable qu'un médecin puisse se permettre d'ignorer à ce point la détresse et la douleur d'un patient pour le seul plaisir d'avoir le dernier mot. A ce stade, je ne suis donc pas loin d'exploser. Je tâche de me contenir, mais le message doit passer. Le plus froidement possible, en le regardant dans les yeux, je lui explique une chose fondamentale : la différence de comportement entre un médecin et un pilote.

« Vous voyez, Docteur : quand sur un des écrans du cockpit de l'avion que je suis en train de piloter vient s'afficher en ROUGE, avec force alarmes sonores et visuelles, l'information " ENGINE FIRE " (feu moteur), eh bien, pensez-vous que, si je tourne le bouton dudit écran sur la position " OFF ", j'ai résolu le problème et vais pouvoir paisiblement poursuivre le vol ? En niant la première évidence d'une situation très grave nécessitant l'application rigoureuse d'une procédure d'urgence, et, au-delà de la procédure, l'implication maximale de tous les neurones de l'équipage dans la plus parfaite synergie qui puisse exister – parce que le facteur temps est là, s'ajoutant au stress déjà ambiant – pensez-vous que je vais me sortir de cette situation ? Pourtant c'est exactement ce que vous faites, vous les médecins : vous éteignez l'écran et vous détournez des évidences ! Je suis en revanche d'accord sur le fait qu'il faille toujours valider ces évidences avec d'autres informations, prises ailleurs : c'est ce que nous faisons systématiquement. Mais au final, votre implication à résoudre " la panne " est totalement différente de la notre. Et vous savez pourquoi ? Parce que votre vie à vous n'est pas engagée dans " la panne " de votre patient : si celui-ci décède, on dira que la Médecine a fait tout ce qu'elle pouvait pour le sauver. Sans autre conséquence pour vous, qui restez en vie. Tandis que nous, si nous ne gérons pas le problème rapidement et parfaitement, et qu'à la suite du traitement de la situation d'urgence nous ne prenons pas les meilleures décisions possibles en un temps record, nous engageons la peau de tous les passagers, des membres d'équipage, mais nous y laissons aussi la notre à titre personnel. Vous voyez la différence ? Vous comprenez pourquoi je cherche encore et toujours à résoudre " ma panne " ».

Le Docteur Durant abrège la consultation : il ne tient pas à entrer dans le débat.

Le quatrième prélèvement est donc effectué à l'hôpital. On m'informe que je serai tenue au courant des résultats, d'une manière ou d'une autre.

Huit jours plus tard, à l'heure du déjeuner, le médecin m'appelle au téléphone.

- Bonjour Madame, j'ai reçu vos... Comment allez-vous ? (Merci, Docteur, de vous être rappelé qu'un médecin commence en général par demander comment va son patient).

- Eh bien, mal, comme d'habitude.

Cinq secondes de silence prennent place dans notre échange téléphonique.

- Alors, voilà, j'ai reçu vos résultats d'analyse, et ils sont positifs : vous avez la maladie et Lyme, et je vais vous soigner, reprend le Docteur Durant.

- Eh bien, ça tombe bien, car mon médecin le Docteur Chaumier a pris les devants, il a eu cette semaine votre chef de Service, le Professeur Y., au téléphone ! Ils ont convenu d'un rendez-vous pour moi lundi prochain.
- Quoi ? hurle le Docteur Durant. Vous passez par-dessus moi sans m'en avertir ? Comme d'habitude, c'est vous qui décidez de tout ! Vous ne me faites pas confiance, c'est ça ? Eh bien, puisque c'est comme ça, je vais tout de suite porter votre dossier au Professeur Y., c'est un ami, je vais lui parler de vous, et tout ce que vous allez obtenir c'est qu'on ne vous soignera pas !

Je reste parfaitement calme face à cette bourrasque inattendue. Sans doute l'habitude de gérer le très mauvais temps.
- Si je comprends bien, vous êtes médecin, je suis malade, et vous êtes en train de me dire que vous n'allez pas me soigner ? demandé-je d'un ton doux.
- Euh, non, ce n'est pas ça, me répond le Docteur Durant en changeant de ton et le calquant sur le mien. Bon, je transmets votre dossier au Professeur, et il verra ça avec vous. Au revoir, Madame.

TRAITEMENT D'ATTAQUE

Incident clos. A-t-il vu se dresser, entre lui et moi et pour un bref instant, l'ombre du Serment d'Hippocrate ? Ou se sera-t-il simplement agi de la réalisation, enfin, qu'il s'engageait avec un peu trop d'entrain sur un chemin glissant d'avilissement ?

Quoiqu'il en soit, le Professeur Y. me reçoit comme prévu quelques jours plus tard. Il a déjà eu un briefing circonstancié sur mon cas. De ce fait il m'écoute brièvement, puis m'ausculte. Alors que je me rhabille, il me dit : « Il est possible que vous ayez la maladie de Lyme. Mais c'est très complexe, cette maladie. La seule sérologie positive ne suffit pas. Tous vos symptômes ne peuvent être expliqués par cette atteinte. Vos douleurs musculaires par exemple, qu'elles relèvent d'une fibromyalgie ou non, il n'y a pas de rapport. Vos sensations de vertige, et tous ces autres symptômes : non, tout ça, il n'est pas du tout sûr que cela soit lié à la maladie de Lyme. »

Néanmoins, pour être sûrs de ne pas passer à côté de quelque chose, le Professeur me propose le protocole « consensuel » de soins pour la maladie de Lyme et « validé à l'échelle mondiale », comme il me l'explique. Ce sera donc trois semaines de Rocéphine ® (un antibiotique destiné à traiter l'infection bactérienne) à raison de deux grammes par jour en intramusculaire.

Début de la thérapie en mai 2010. Nous convenons de nous revoir deux mois plus tard afin de faire le point.

CHAPITRE 15

DES ESPOIRS OU DÉSESPOIR ?

Mai 2010

De retour à Toulouse, où je sais que je vais être consignée pour presqu'un mois, je me précipite à la pharmacie pour acheter le traitement. Le nombre et le volume des boîtes que je stocke en prévision de ces semaines d'injections est impressionnant. Coton, alcool modifié : en vingt-quatre heures, tout l'arsenal thérapeutique est là pour commencer les soins !

Dès le début du traitement, une très nette amélioration se fait sentir. Et, contrairement à ce qui m'avait été annoncé par le Professeur Y. et le personnel de santé, les piqures, malgré la dose de cheval injectée dans un corps pourtant si amaigri, ne me font pas mal…

L'amélioration va durer deux mois et demi. Dans l'intervalle, compte tenu de certains symptômes neurologiques et après discussion avec le Docteur Chaumier, je passe une IRM du cerveau pour authentifier une supposition de sclérose en plaques (SEP) : j'ai en effet aussi certains des symptômes relatifs à cette maladie. J'apprendrai un peu plus tard qu'en fait, la maladie de Lyme simule entre autre également cette terrible atteinte qu'est la SEP. Le résultat de l'IRM se révèle néanmoins négatif, mais le doute subsiste. Puis-je vraiment avoir confiance ? Il y a eu tant d'erreurs jusqu'à présent…

AMÉLIORATIONS

Deux mois sont passés depuis le début du traitement. Une fois de plus, le bel été ensoleillé et chaud qui débute m'apporte ses bienfaits : dans l'ensemble, je vais bien.

Ce n'est pas rien. Bien sûr, mon pied gauche me gène encore beaucoup ; la rééducation de la jambe se poursuit avec au menu marche à pied et natation, ainsi que quelques exercices pour faire travailler plus spécifiquement le muscle « vaste interne » situé au dessus du genou sur la face interne des cuisses, exercices que j'ai trouvés par moi-même en ressentant certains appuis bénéfiques lors de mes marches sur des chemins en pente. Bien que timides, les résultats sont là : ma jambe maigrelette continue tout doucement à reprendre l'aspect d'un membre humain. Dire que ça fait déjà presque deux ans que j'ai eu cet accident de grain de raisin !

Au niveau de la vision, malheureusement, rien n'a changé. Les flocons sont toujours là, tombant en une neige si drue que j'en ai parfois l'impression de regarder le monde à travers un verre dépoli, ce qui se révèle aussi désagréable que gênant ! Mais il n'y a pas d'autre choix que de subir cela, du moins pour l'instant. Et puis, qui sait ? Peut-être ces flocons finiront-ils par partir d'eux-mêmes.

A la mi-juillet, je rencontre à nouveau et comme convenu le Professeur Y. Ce bref rendez-vous nous permet de faire le point : je vais vraiment beaucoup mieux.

Tout à un soulagement que, confusément, je peine à intégrer, j'écoute le bilan du professeur. Celui m'explique rapidement, comme Daniel avant lui, que les nerfs « rongés » par les bactéries de la borréliose de Lyme auront besoin de temps pour se reconstruire. Il se pourrait que j'en aie pour un an environ. Rassurant, il me confirme que tout a été fait avec le traitement qu'il m'a donné pour me soigner ; qu'il a appliqué le consensus international, qu'il n'y a rien d'autre à faire, que ma maladie est très certainement finie.

« Et, ajoute-t-il avec une insistance qui m'interpelle comme s'il avait peur de quelque chose, il est inutile de refaire une sérologie ».

En conclusion, il a fait tout ce qu'il y avait à faire, et ce n'est pas la peine que je revienne le voir, même dans un an.

Fin août, les symptômes, eux, reviennent, renforcés. Je sombre.

CHAPITRE 16

UNE AMIE DE LONGUE DATE

Septembre 2010

CLAIRE EST UNE AMIE MÉDECIN, OBSTÉTRICIENNE, TRAVAILLANT en hôpital parisien. Paraissant quarante ans quand elle en a plus de soixante, elle a ce don de faire tomber le stress. Tout en elle respire la tranquillité et le réconfort, et son sourire et ses bras qui vous enserrent vous disent qu'elle va vous aider.

Nous sommes à la mi-septembre 2010. Les souffrances sont revenues, ont repris leur empire sur mon corps, avec une rare intensité – incomparablement plus forte que ce que j'ai connu au début de l'année. Une peur véritable, inexpugnable, m'étreint maintenant en permanence. Vers qui me tourner, puisqu'on va encore me dire que c'est dans la tête que ça se passe, puisque tout ce qui pouvait être fait a été fait ?

C'est dans cet état d'esprit que je me présente à Claire. Malgré toute sa bonne volonté, son écoute et son incommensurable amour de l'être humain, l'exposé de mes problèmes de santé ne conduira qu'à la laisser catastrophée… et perplexe.

QUE S'EST-IL PASSÉ ?

Depuis les vingt ans que nous nous connaissons, jamais encore elle ne m'a ainsi vue, défigurée que je suis par la souffrance et l'inquiétude. Elle sait que je ne fabule pas, et se met en quête de réponses à mon mal, car elle aussi avoue ne rien connaître à la maladie de Lyme. Et ces douleurs musculaires, ces symptômes apparentés à la fibromyalgie : est-ce une maladie ou un symptôme ? Là encore, il lui est malheureusement impossible de m'aider.

Car personne ne sait vraiment, en fait, ce qu'est la fibromyalgie. Membre depuis maintenant un an et demi d'une association de fibromyalgiques, je reçois plusieurs fois par an des informations tout à fait passionnantes mais qui n'apportent malheureusement ni évidence ni solution concrète. En parallèle, je parcours donc, via Internet, tous les sites susceptibles d'apporter eux aussi réflexions, informations et pistes. Etats-Unis, Canada, Belgique, Allemagne, France aussi bien sûr… En deux ans et demi, ce sont ainsi des centaines d'articles qui sont passés au crible, des dizaines d'hypothèses relatives au sujet que je décortique dans une frénésie avide de nouvelles réponses. Des intolérances alimentaires situées essentiellement au niveau de l'intestin et mettant en cause le « syndrome d'intestin poreux » en passant par le psychisme, pour aboutir au virus XMRV… J'aurai lu et appris tant de choses… Sans parvenir pour autant à me soigner. Car bien vite, un incroyable constat s'impose : personne ne sait ce qui est à l'origine de ces souffrances musculaires, lesquelles m'envahissent pourtant, à présent, des orteils jusqu'à la racine des cheveux.

Claire propose de m'aider dans mes recherches : à cet effet, elle m'adresse par mail quelques contacts médicaux susceptibles de répondre à mes questions. Ils se révèlent hélas infructueux.

Un lundi matin, après une césarienne, Claire parle de mon cas, qui la préoccupe, à l'anesthésiste en service ce jour. Celui-ci me connaît très bien, pour s'être occupé de moi lors d'une longue hospitalisation effectuée vingt ans plus tôt dans un des services de l'hôpital. Claire apprend dudit anesthésiste qu'il a, lui aussi, la maladie de Lyme. Et qu'il connaît bien le sujet pour avoir fait de nombreuses recherches sur la borréliose, étant tout comme moi impliqué au premier degré dans son projet de guérison. Comble de bonheur, il m'invite instamment à le rencontrer.

CHAPITRE 17

VINCENT

Octobre 2010

DANS LA GRANDE PIÈCE OÙ IL TRAVAILLE, LE MÉDECIN m'écoute. Pendant quatre heures, cet anesthésiste et moi allons échanger. J'avais déjà beaucoup apprécié cet homme par le passé. Il va devenir un réel ami. Il me raconte, aussi, sa maladie : la borréliose de Lyme. Il m'explique ses recherches, ses engagements, l'incompréhension de ses confrères lorsqu'il finit par faire le choix d'une autre orientation de soins thérapeutiques. Opposant discret aux thérapies agressives, il me présente les écrits, les publications, les états de recherches qui ont été faites depuis plus de vingt ans sur la maladie de Lyme, notamment aux Etats-Unis et en Allemagne mais pas seulement. Il me fait découvrir la médecine « informationnelle et quantique » : un monde nouveau dont je n'avais pour ainsi dire jamais entendu parler (lire page 138).

UN CONTINENT D'INFORMATIONS

Vincent confirme que mes symptômes – plus d'une cinquantaine – relèvent bien de la maladie de Lyme. Tous sont décrits par des milliers de patients et une cohorte de médecins en Allemagne, aux Etats-unis, au Canada, aux Pays-Bas entre autres... En toile de fond, quelque part dans l'univers, j'entrevois les premières pièces de ce gigantesque puzzle s'assembler enfin : tout se tient ! Une vague de soulagement arrive à grands flots : je ne suis plus seule, et je ne suis pas folle ! Les mots salvateurs dansent une ronde joyeuse et étourdissante : il existe des milliers de personnes comme moi, avec les mêmes symptômes ; et des dizaines de médecins qui ont écrit ou publié sur leurs recherches thérapeutiques. Quelle nouvelle ! Enfin, enfin un espoir !

Vincent me transmet des documents et courriels émanant de médecins américains, canadiens, allemands... Immédiatement, l'évidence me saute aux yeux : il y est question de connaissances approfondies de la maladie de Lyme, rien à voir avec ce dont j'ai pu avoir l'habitude jusqu'à présent. Estomaquée, j'apprends de mon hôte qu'en effet, les médecins américains, notamment, travaillent depuis une trentaine d'années sur ce terrible mal et ont donc massivement publié sur le sujet. Les publications sont bien sûr faites en langue anglaise. Or, peu de médecins français ont envie de lire toute cette littérature dans la langue de Shakespeare, me précise mon ami anesthésiste.

« C'est ce qui, en France, a mis un frein considérable à la transmission, l'analyse et la compréhension des informations relatives à la borréliose de Lyme », ajoute-t-il, navré et las, accusant au passage les médecins et professeurs de ne pas faire leur travail en terme de recherche personnelle, bien que confrontés au désarroi et aux souffrances de leurs patients. Lesquels, au final, ne sont pas soignés.

Vincent continue. Il me présente des travaux des Drs Dietrich Klinghart, Robert Bransfield, Paticia Kane, Eric Rentz, Ingo Woitzel, de Hulda Clark, les livres et études de Brian Rosner, du Dr Nan Fuchs et tant d'autres ! Puis il me parle des propositions de traitements alternatifs dans lesquels bien sûr l'alimentation prend une place majeure. Si son exposé s'oppose de fait aux thérapies protocolaires mises en place par le système médical actuel – lesquelles ne donnent pas les résultats attendus – c'est avec simplicité et humilité qu'il me fait découvrir ses propres connaissances. Celles-ci s'étendent de la biologie moléculaire à la micronutrition, en passant par les approches alternatives et holistiques proposées par les nouvelles médecines. Vincent est un chercheur, et un puits de science.

Un instant, j'ai du mal à suivre, tant il y a d'informations : je suis littéralement abasourdie! Avant que l'on se quitte, Vincent me montre, dans le coffre de sa voiture transformé en bibliothèque, les livres qu'il a achetés et qui traitent de la maladie de Lyme. Il y en a une dizaine, il les a tous lus et les passages majeurs sont surlignés en jaune et annotés : un méticuleux travail de fourmi a été accompli. L'ensemble de ce que je découvre est bien entendu écrit en langue anglaise, mais tout est là : il n'y a plus qu'à se servir, lire, apprendre, réfléchir, poser des questions, analyser, et faire.

Des milliers d'informations se bousculent dans mon cerveau alors que je sors de chez mon ami anesthésiste. Je n'ai certainement pas intégré toutes les données reçues, mais j'ai avec moi les notes prises pendant ces quatre heures, les documents qu'il m'a transmis, et l'idée d'un nouveau protocole de soin : il ne me reste plus qu'à travailler ! Mon cœur meurtri s'emplit d'un espoir nouveau. Merci Vincent : quel bonheur de t'avoir rencontré à nouveau, certes en tant que médecin, mais avant tout en tant qu'être humain ! Au-delà de cette belle amitié naissante, tu m'as montré la lumière au bout du tunnel, indiqué les portes de la guérison, et donné des outils pour les ouvrir!

AU TRAVAIL !

De retour à Toulouse, je lis et relis les informations notées lors de ma rencontre avec Vincent. L'un des documents qu'il m'a transmis se révèlera des plus précieux : c'est le courriel qu'un médecin américain – le Docteur Eric J. Rentz – lui a adressé. Au fur et à mesure que ces lectures et relectures progressent, mes connaissances s'étoffent. Ainsi, j'apprends par exemple que certains patients ont cette maladie depuis des dizaines d'années. Si les trois phases dans l'évolution de la borréliose de Lyme m'étaient connues, j'ignorais en revanche qu'il était possible de vivre avec cette maladie pendant trente ans ou plus. Personne ne m'en avait parlé. Et ce, pour une raison très simple : l'immense majorité des médecins que j'ai rencontrés ne savaient pas grand-chose de cette maladie. Pour les autres, ceux qui la connaissaient, peut-être était-ce pour eux un secret qui ne doit pas être divulgué ? Je découvrirai néanmoins plus tard que chaque malade atteint de la borréliose de Lyme s'est heurté à la même méconnaissance de la maladie chez son médecin.

Je continue à m'informer, à analyser, à comparer, à apprendre. Sur Internet, je collecte un maximum d'informations. Je lis en particulier avec attention tout ce qui concerne les traitements pour tenter de mettre au point un traitement sur mesure, adapté à mes symptômes particuliers.

De son côté, Vincent vogue de colloques en congrès, d'un bout à l'autre de la France et parfois même à l'étranger, à la recherche d'informations. Tout son temps libre est consacré à la recherche : sa maison ressemble depuis toujours à un immense laboratoire. Les microscopes le disputent aux revues scientifiques et médicales qui stratifient depuis des lustres sur les tables et consoles de presque toutes les pièces, ainsi qu'aux compléments alimentaires qui envahissent ses placards et ses buffets : une vraie caverne d'Ali Baba !

Quant à la ligne conductrice de son raisonnement, en termes de soins pour le Lyme, ses choix semblent en effet « exotiques ». Malgré toutes ses explications, la relative nouveauté des données considérées fait que je m'y perds un peu. De fait, si la naturopathie a toujours fait partie de ma vie, les nouvelles thérapies alternatives et quantiques me sont quand même inconnues ! Autour de moi, cet aspect particulier des récents rebondissements suscitera d'ailleurs, pour le moins, une certaine incrédulité : aurais-je été manipulée par un gourou à mon insu ? Pour ma part, je connais bien la rigueur et le sérieux de Vincent. Ma confiance en lui est totale.

Après une période de prise de connaissance et d'assimilation de tout ce dont m'a parlé mon ami anesthésiste, je fignole mon protocole personnel et commande les produits qui me seront nécessaires pour l'entamer. Pour ce faire, je passe des heures sur Internet, je téléphone aux Etats-Unis, en Belgique, en Allemagne, en France, aussi. Heureusement que je parle anglais ! Tout cela me fait l'effet d'un énorme jour de marché par réseaux interposés, où ma chalande personne se promène d'étal en étal tout en s'enquérant de la fraîcheur et des bienfaits de tel ou tel produit. Et tous mes interlocuteurs de me répondre, y compris les médecins, avec une gentillesse extrême, sans jamais pousser à la vente, mais au contraire en essayant de m'apporter le maximum d'informations utiles : « *Please, do not hesitate to ask any kind of questions and to learn more. We would so much love to help you*! » (Je vous en pris, n'hésitez pas à poser toutes les questions que vous voulez afin d'en apprendre davantage. Nous voudrions tant vous aider !).

Cette attitude, typique de l'ouverture d'esprit qu'on ne trouve parfois plus, hélas, qu'au-delà de nos frontières, je la retrouve à ce moment avec la même sensation de fraîcheur que lorsque je fis mes premiers pas à l'étranger. Comme alors, je souris : pour moi, renouer avec des personnes privilégiant ce genre d'approche ne peut être qu'un très bon signe.

MON PANIER DE PLANTES

Mes petits achats arrivent de partout dans le monde. Un joli panier rouge et vert accueille toutes ces plantes et produits conditionnés de façon moderne. Ceux qui craignent la lumière sont rangés dans un placard. Afin d'éviter aux maximum les erreurs, j'établis rapidement un tableau journalier indiquant les prises de tous ces produits.

Fin octobre, je débute le traitement et un mois plus tard, les derniers blocages au niveau de l'articulation du genou disparaissent. Les muscles de mon pied se relâchent enfin partiellement, ce qui me permet de conclure avec certitude à leur implication dans les mauvaises positions prises par le pied lors des marches. Les yeux ne piquent plus, les os et les cartilages font moins mal : 20 % de mes symptômes ont disparu. Les douleurs musculaires, ligamentaires et pelviennes sont quant à elles toujours là. Néanmoins, ces premiers progrès sont étonnants, et me rendent à présent impatiente de voir se profiler des résultats sur la durée.

CHAPITRE 18

UN COMBAT, C'EST BIEN ; DEUX, C'EST MIEUX !

MON FILS PRÉSENTAIT, DEPUIS SEPT ANS, UN CERTAIN nombre de syndromes latents que, depuis ma rencontre avec la maladie de Lyme, j'étais tentée d'imputer à cette dernière. En juin 2010, nous avions donc demandé une sérologie à l'un des trois grands laboratoires français réalisant cet examen. Le résultat était alors revenu négatif. Fin novembre, suite aux découvertes faites pour moi-même et grâce à mon ami anesthésiste, je décide de faire refaire le test de mon fils, cette fois-ci dans un laboratoire spécialisé situé dans l'est de la France, et dont j'ai eu les coordonnées par Vincent : en effet, ce dernier connaît très bien Mme Schaller, directrice du laboratoire en question, pour l'avoir rencontrée de nombreuses fois au sujet de la borréliose de Lyme. Par analogie, je découvre alors que ce laboratoire alsacien était également celui auquel s'était adressée mon amie Nicole, vingt-deux mois plus tôt.

Je contacte donc ce laboratoire par téléphone. Nous sommes samedi 4 décembre, il est midi passé… et pourtant, la directrice me répond. Je lui parle de mon fils. Nous prolongeons la conversation. Mme Schaller m'informe d'un colloque médical auquel elle participera, début décembre, et dont le sujet portera essentiellement sur la borréliose de Lyme. Brièvement, je lui expose les recherches que j'ai faites sur cette maladie, le traitement alternatif par lequel je me soigne, et les questions que j'ai en attente de réponses.

Spontanément, avec une immense gentillesse, comprenant d'emblée ma motivation et soupesant la masse des connaissances que j'ai accumulées sur la maladie de Lyme, Mme Schaller m'invite à assister au colloque. Surprise et immédiatement enthousiasmée, je la remercie pour son invitation, que j'accepte.

Par ailleurs, elle me fait parvenir un kit de prélèvement pour mon fils. Avec une boule au creux du ventre, je m'apprête à affronter le nouveau verdict quant à sa sérologie.

CHAPITRE 17

UN COLLOQUE SUR LA MALADIE DE LYME

Paris, 16ème arrondissement, décembre 2010

C'EST AU BOUT D'UNE LARGE ALLÉE DÉCORÉE DE FINES guirlandes lumineuses ornant délicatement un vaste parc poudré de blanc par la neige tombée ce jour-là sans discontinuer sur la capitale, que je monte les escaliers de marbre du superbe bâtiment abritant le St James Club de Paris. C'est en ce lieu que doit se tenir le colloque. Paré lui aussi avec une finesse toute britannique pour la Noël à venir, le hall d'attente accueille l'arrivant d'une bienveillante chaleur. Un feu crépitant dans la large cheminée attire le regard tout en réchauffant les personnes qui, ravies d'être présentes dans un si beau lieu, le sourire aux lèvres, se mettent à discuter en se frottant les mains.

A ma grande surprise, je suis rapidement abordée par un médecin, puis un autre. Ils m'accueillent de manière bien sympathique malgré le fait que je ne fasse pas partie de leur cercle professionnel. L'un d'entre eux, le Docteur R., m'explique en quelques mots qu'il collabore avec un groupe de travail sur ce que l'on appelle les « infections froides » (infections entre autre d'origine bactérienne, ne donnant pas de fièvre et auxquelles sont associées des co-infections), le groupe Chronimed. Plusieurs membres de ce groupe sont présents ce soir-là pour présenter des informations et une approche très novatrice de la maladie de Lyme à l'assemblée des médecins invités. Le groupe de recherche travaille depuis quatre ans, en collaboration avec des spécialistes américains et sud-africains, de façon approfondie sur les origines, les développements et les conséquences de cette maladie.

Selon le Docteur R. et ses collaborateurs, des pays comme les Etats-Unis, l'Afrique du Sud, l'Allemagne, le Canada, ont maintenant une trentaine d'années de recul, tant en termes de recherches que de propositions thérapeutiques sur ce qu'ils nomment « le Lyme ». La France serait très en retard en ce qui concerne ces travaux et les savoirs attenants.

En discutant avec ce spécialiste, je commence à mesurer combien tous les médecins que j'ai consultés jusqu'à présent manquaient d'informations.

PLONGÉE DANS LA MALADIE DE LYME

Je pense à tout ce que m'a dit mon ami Vincent, à tout ce que j'ai lu et appris. Les choses se confirment : il existe une véritable connaissance de cette maladie, et donc de toutes autres approches que celle connue de manière consensuelle en France. Tout à coup me vient le sentiment de me trouver à un tournant décisif de cette épopée. Arrivée on ne sait comment jusqu'à cette soirée au milieu d'un parterre de spécialistes, il me semble bien que le destin est en train de retenir sa respiration avant de jouer la carte suivante... Celle, peut-être, de révélations capables d'amorcer de véritables changements dans nos vies – ou au moins dans la mienne.

Le colloque débute. Après une première partie relative au stress oxydatif et son impact sur le vieillissement cutané, est abordé le sujet qui me préoccupe et pour lequel je suis là ce soir. Un psychiatre prend la parole et relate dans quelles conditions sont arrivés dans son cabinet des patients dits « incurables » – comprenez : « fous ». Il explique que ses confrères médecins généralistes lui ont adressé ces dernières années un certain nombre de patients, lesquels se plaignaient de toutes sortes de maux hétéroclites et pourtant non corroborés par une complète panoplie d'examens en tous genres. Ces patients, en état de souffrance physique et psychique extrême, atteints pour certains de troubles neurologiques proches de la démence, ne trouvaient pas de réponse à leurs maux auprès de leurs médecins respectifs ; lesquels avaient fini par les envoyer chez le psychiatre avec des mentions du genre « fabulateur qui somatise, frisant la démence, à soigner d'urgence ». Le psychiatre expose les questions qu'il s'est dès le début posées face à ces patients pas comme les autres, constatant qu'ils n'étaient pas « fous » mais bel et bien en souffrance extrême.

Avec un directeur de laboratoire et d'autres médecins, ils en viennent collégialement à choisir d'appliquer à ces patients un traitement simple mais de choc, à base de vitamine C injectée en intraveineuse, et de faire réaliser des examen de détection (sérologies) de la borréliose de Lyme.

Toutes reviennent positives. Le traitement à la vitamine C se révèle par ailleurs parfaitement efficace dans un premier temps sur une très grande majorité de symptômes. Malheureusement, la guérison reste lointaine. Mais le constat d'un nombre croissant de personnes atteintes de « pathologies idiopathiques » similaires (comprenez, de maladies dont l'origine est inexpliquée et semble idiote à première vue) très invalidantes et cependant inexplicables va pousser ce psychiatre à continuer et approfondir ses recherches.

A partir de là, un vrai travail de fond est entrepris par ce groupe de médecins de bonne volonté, toutes origines et spécialités confondues, chacun apportant ses connaissances, et acceptant de consacrer une partie de son temps à la recherche, à des réunions, à des échanges d'informations. Ils forment le groupe de travail appelé Chronimed soutenu par le Professeur Luc Montagnier (prix Nobel de médecine). Ce groupe a principalement pour objet la recherche et l'application de nouvelles stratégies curatives dans le domaine des infections froides chroniques.

DES SYSTÈMES DE DÉTECTION ENCORE PEU PERFORMANTS

L'intervenant suivant est Madame Schaller, du laboratoire alsacien. Elle présente l'origine de la borréliose de Lyme, maladie très ancienne mais dont l'étude approfondie n'a débuté que relativement récemment aux Etats-Unis, dans les années soixante-dix, grâce au Docteur Burgdorfer. C'est en effet lui qui a mis en évidence la responsabilité d'une redoutable bactérie – appelée « spirochète » – dans la maladie de Lyme.

Madame Schaller décrit le cycle de développement et de reproduction de la tique, vecteur de l'infection. Elle présente un agrandissement impressionnant du rostre de l'insecte. A la vue de cet appendice, qui ressemble fort à une colonne vertébrale de poisson ornée d'arrêtes courtes et inclinées vers l'arrière, on comprend immédiatement pourquoi il est très difficile de retirer une tique fichée dans la peau : le rostre, une fois positionné dans la chair, se voit naturellement bloqué par la position inversée de ces « arrêtes ». En tirant sur la tique pour l'extraire de l'endroit où elle s'est implantée, on ne peut que déchiqueter l'épiderme, tout en laissant à l'endroit de la morsure une quantité non négligeable de débris du rostre lequel est bien sûr infecté par la salive porteuse de la bactérie.

La directrice du laboratoire alsacien poursuit en rappelant que la maladie de Lyme comprend trois stades d'évolution distincts ; seul le stade 1 est généralement bien gardé en mémoire chez les médecins (lire page 127).

Nous sommes, dans un silence absolu, suspendus aux lèvres de Madame Schaller. Celle-ci nous présente maintenant des diapositives de spirochètes trouvés dans des prélèvements d'urine et de sang, au cours de recherches effectuées dans son laboratoire sur différents patients. Avec une rigueur toute scientifique, elle décrit ces bactéries redoutables que sont les spirochètes. Véritables monstres d'ingénierie génétique (les spirochètes de la borréliose de Lyme sont dotés de pas moins de huit cent cinquante gènes et présentent un cycle de réplication de vingt-quatre heures) ; ils possèdent de terrifiantes capacités d'adaptation, de simulation et de dissimulation. Ils sont par exemple capables de prendre diverses formes, rendant leur détection excessivement difficile.

Madame Schaller explique ensuite pourquoi les tests habituellement utilisés pour détecter les spirochètes (Western Blot et Elisa) ne sont pas toujours fiables. Elle détaille surtout comment elle est parvenue à limiter le nombre de résultats « faussement négatifs ou douteux », comme ceux que j'ai reçus avant d'avoir confirmation que c'était bel et bien la maladie de Lyme dont je souffrais. Elle présente à l'assemblée des diapositives affichant un exemple des tests qu'elle réalise dans son laboratoire, et la compréhension de leur lecture.

UNE GRANDE VARIÉTÉ DE VECTEURS ET DE SYMPTÔMES

La parole est à présent donnée à un médecin, le Docteur R.

Celui-ci évoque la multiplicité de symptômes associés à la présence de ces redoutables bactéries. Avec une fascination mâtinée d'une franche horreur, je découvre que les spirochètes sont des simulateurs, à même de générer environ huit cents symptômes différents ! Ils sont à l'origine de nombreuses pathologies, et toujours associés à des co-infections.

Le docteur R. nous apprend que, contrairement aux idées reçues, de récentes études ont démontré que ces bactéries ne sont pas transmises seulement par les tiques mais aussi par d'autres insectes comme les moustiques, les puces, les araignées…

Parmi les signes de l'infection, il précise que l'on retrouve en moyenne une vingtaine de symptômes de manière récurrente chez un très grand nombre de malades ; dont, notamment et fréquemment, ceux de graves maladies auto-immunes. Ceci génère forcément de nombreuses erreurs de diagnostic de la part des médecins ! Soit les très nombreux examens réalisés à leur demande se révèlent toujours négatifs, et l'on comprend alors aisément que les docteurs adressent presque systématiquement leurs patients à un psychiatre pour troubles du comportement et somatisation (les malades « simulent » bien évidemment toutes sortes de symptômes). Soit les examens mettent en évidence un « marqueur » d'une maladie auto-immune, induisant ainsi le médecin en erreur car tout lui fait penser à une atteinte du patient par cette maladie – alors que ce n'est qu'un leurre de la borréliose de Lyme.

Dans le premier cas, les médecins sont convaincus d'avoir raison et, pour eux, ce sont les patients qui fabulent... Ces affirmations ont coûté la mise au silence forcé par antidépresseurs et neuroleptiques à des milliers de patients qui ne sont pas soignés et végètent dans une négligente indifférence – seul moyen proposé pour les isoler de leurs terribles souffrances physiques et psychiques. Dans le deuxième cas, les malades seront soignés pour des maladies qu'ils n'ont pas forcément, bien que tout puisse indiquer le contraire – la borréliose de Lyme induisant donc les médecins en erreur par la simulation de symptômes appartenant à d'autres maladies.

UNE MALADIE GRAVEMENT SOUS-ESTIMÉE

Pourquoi ces errances ? D'abord, parce que la détection de la maladie de Lyme est très complexe. Ensuite, parce que, si les médecins reçoivent bien évidemment une formation ayant trait à la borréliose de Lyme au cours de leurs études, celle-ci est très brève et insuffisamment appuyée sur les publications étrangères rédigées en langue anglaise et mises à jours très régulièrement. J'apprendrai en effet plus tard que, si les étudiants en médecine ont rapidement étudié les stades 2 et 3 ainsi que leurs conséquences neurologiques à long terme, leur attention n'a jamais été attirée par la gravité d'une maladie dans l'ensemble improprement connue. Cette triste réalité me sera confirmée dans les mois qui suivront par divers médecins, généralistes ou non mais qui s'interrogent et s'informent sur la borréliose de Lyme… avouant qu'ils n'ont aucune réelle formation de fond sur le sujet. Ces considérations et les savoirs attenants ont donc peu à peu basculé dans l'oubli, pour que l'on n'en retienne finalement plus que l'approche initiale : le stade 1 de la borréliose de Lyme. Par ailleurs, une fois encore, le manque de publication médicale spécifique et réactualisée sur le sujet, en langue française, ne peut attirer leur attention ou susciter un état de veille ciblé au cours de l'exercice de leur profession : rien ne poussera les médecins à envisager, chez leurs patients, la possibilité d'une telle maladie.

L'auditoire est médusé. Celui-ci est constitué de soixante médecins qui tous ont oublié, après leurs études de médecine, qu'il n'existe pas que le stade 1 de la maladie, avec son fameux érythème migrant. Les questions fusent. On apprend donc enfin – ou on réapprend – qu'il ya une phase 2, puis une phase 3 qui, elle, correspond à la maladie chronique de Lyme. Mais celle-ci n'a jamais été dotée d'une telle aura de gravité. Les médecins n'ont quant à eux jamais eu le temps et la curiosité de lire les publications étrangères – en langue anglaise – sur le sujet, de s'informer, de chercher : ils travaillent en « mode routine », pratique qui est fatalement source d'erreurs (dans l'aviation, les formations et maintiens des compétences en Facteurs Humains nous apprennent et nous répètent que la routine et les erreurs tuent). Mais que faire quand les journées à écouter des malades de plus en plus nombreux n'en finissent plus ? Que faire, encore, quand les informations qui devraient venir des hautes instances sanitaires, sont rejetées par ceux-là même qui se disent en charge de notre santé ? Et comment échapper au conditionnement généré par le marketing incontournable de l'industrie pharmaceutique associé à une formation médicale protocolaire où le jeune médecin confond le fait de faire le moins d'erreurs possible avec l'appropriation d'un concept qui, au fil du temps et de l'expérience, devient dogmatique : « je ne me trompe jamais » ?

Le Docteur R. expose enfin succinctement les propositions de soins mis au point par son groupe de travail, à l'instar de ceux appliqués notamment en Afrique du Sud depuis dix-huit ans et qui offrent un taux de 80 % de guérison.

AGIR VITE MAIS DE MANIÈRE RAISONNÉE

Il est déjà presque minuit. Les heures ont défilé dans un silence qui en dit long : les propos avancés résonnent comme un glas. Le colloque va vers sa fin. Les médecins présents sont visiblement atterrés... et passionnés. Chacun échange ses notes avec son voisin, pose des questions, prend des contacts : les intervenants sont pris d'assaut. Tous sont désireux d'enrichir leur savoir et de corriger les erreurs du passé.

Pour ma part, informée maintenant qu'il n'y a pas que pour voler ou faire de l'instruction dans le domaine de l'aéronautique que j'ai eu affaire à des simulateurs, je me trouve bien aise d'avoir appris tant de choses ce soir…

De retour chez moi, je mets mes notes au propre. Ayant eu un contact très sympathique avec le Docteur R., je lui téléphone et prends rendez-vous. Cinq jours plus tard, me voilà donc dans son cabinet, à 470 km de mon domicile. Qu'importe la distance : il n'y a pas de temps à perdre !

Le docteur m'accueille avec un large sourire de bienveillance. Durant presque deux heures, il va m'écouter, me poser des questions, répondre aux miennes, et, à l'instar de mon ami Vincent, confirmer une fois encore ma maladie. Je quitte son cabinet avec, cette fois-ci, une approche allopathique de soins pour la borréliose, et enrichie de nouvelles connaissances. Mais aussi réjouie et réconfortée par l'humanité avec laquelle ce médecin accueille ses malades, lesquels ont parfois eu un désespérant parcours. Pour ma part, j'ai enfin le sentiment d'avoir accosté sur une île aux embruns lourds de promesses, et sur laquelle brillent au loin les toitures dorées de mon havre de paix.

MON FILS

Entre temps, le résultat de la sérologie effectuée pour mon fils au laboratoire alsacien de Mme Schaller nous revient le 20 décembre : il est positif.

Je m'en doutais : depuis des années maintenant, j'avais la sensation que certaines alarmes étaient dans le rouge, comme au simulateur de vol quand une situation de panne grave s'affiche sur les écrans. Mais auparavant, personne n'avait su valider ce que j'observais. Pire, on ne voulait pas me croire, me disant que je m'inquiétais pour rien – et, au passage, qu'à m'interroger ainsi, je semais l'angoisse et rendais mon fils malade. Coupable d'attention, d'intuition, d'observation et d'analyse : voilà le verdict posé.

PARTIE II

LA MALADIE DE LYME

L'absence de preuves n'est pas une preuve d'absence.

MICHEL JOUVET, NEUROBIOLOGISTE

CHAPITRE 1

QU'EST-CE QUE LA MALADIE DE LYME?

Depuis que j'ai appris que je souffrais de la maladie de Lyme, j'ai rencontré des médecins spécialisés, j'ai lu les meilleures publications sur le sujet, je me suis renseignée sur les traitements pratiqués en Amérique du Nord, en Afrique du Sud, en Allemagne, j'ai assisté à des colloques.... Tout ce parcours m'a permis de mieux cerner le mal complexe qu'abrite mon organisme.

D'OÙ VIENT CETTE MALADIE ?

La maladie de Lyme, appelée aussi borréliose de Lyme, est une infection bactérienne transmise à l'homme par les morsures de tiques mais aussi, on le sait aujourd'hui, par les puces, les moustiques, les mouches, les taons, les aoûtats, les araignées certains autres insectes. La bactérie responsable de la maladie est un « spirochète », une bactérie de forme hélicoïdale du genre Borrelia, qui vit dans les intestins et la salive de ces insectes et qui est transmise à l'être humain lorsque ces insectes nous piquent. La maladie pourrait également être transmise par voie materno-fœtale : comme le dit le Docteur R., les études américaines ont démontré une possible transmission de la borréliose au fœtus durant la grossesse. L'on pourrait en déduire que, de générations en générations, la maladie est sans doute largement transmise dans les familles, atteignant sous diverses formes un nombre conséquent d'êtres humains.

Il existe plus d'une trentaine de souches de borrélies différentes. En Europe, les souches les plus fréquentes sont *Borreliosis burgdorferi* (20 % des cas), *Borreliosis afzelli*, *Borreliosis spielmanii* et *Borreliosis garinii*. Aux Etats-Unis, 90 % des souches sont *Borreliosis burgdorferi*. Les borrélies sont capables de pénétrer tous les tissus, y compris les os et les cartilages.

Si les chiens et les chats s'en sortent mieux face aux agressions de ces redoutables bactéries, c'est tout simplement parce qu'ils ont conservé, contrairement à nous, la capacité de synthétiser la vitamine C, laquelle est très efficace pour lutter contre une infestation massive aux spirochètes.

COMMENT A-T-ELLE ÉTÉ DÉCOUVERTE ?

C'est le Dr Burgdorfer, chercheur biologiste, qui isola le premier le responsable de cette maladie. En 1976, dans le village de Lyme, aux Etats-Unis, le chercheur sera en effet consulté pour répondre à un problème préoccupant concernant 39 enfants atteints d'arthrite rhumatoïde. Après des années de recherche, c'est finalement dans l'intestin d'une tique qu'il découvre une bactérie géante appelée spirochète, dont le il apporte en 1982 la preuve qu'elle est responsable des troubles dont souffrent les enfants du village.

Depuis, aux Etats-Unis, la prise en compte de ce fléau qu'est la maladie de Lyme est considérée avec beaucoup d'attention. Notamment, depuis quelques années déjà et afin de sensibiliser les promeneurs en forêt, des panneaux préviennent ceux-ci en leur rappelant qu'ils entrent dans une zone à risque. En Europe du Nord, la maladie de Lyme est également depuis longtemps considérée comme un problème important de santé publique.

Selon les médecins du groupe Chronimed (lire page 111), la France est le quatrième pays d'Europe touché par un développement galopant de la maladie dans une ignorance absolue de la part du grand public et une méconnaissance quasi généralisée du sujet pour les professionnels de la santé. Ainsi, une très grande majorité de la population française (probablement plus de 80 % selon de récentes études) serait infectée par la borréliose de Lyme sans le savoir, en raison des difficultés liées à la détection et donc de son sous-diagnostic. De nombreux auteurs et médecins estiment aujourd'hui que ce fléau, très insuffisamment connu et considéré en France, relèvera bientôt de la santé publique.

POURQUOI TANT DE SYMPTÔMES DIFFÉRENTS ?

Cette maladie peut affecter divers organes et systèmes, et est dans la majorité des cas associée à des co-infections. Elle évolue par poussées, sur plusieurs années ou décennies, en passant par trois stades plus ou moins différenciés, parfois entrecoupés de périodes de latence et pouvant se chevaucher pour certains symptômes (lire page 127).

Non soignée, cette maladie peut à terme affecter la plupart des organes humains, de manière aiguë et/ou chronique avec des effets différents selon les organes et les patients, et finalement conduire à des handicaps physiques et mentaux graves.

La borréliose de Lyme ne serait sans doute pas grand-chose si elle n'était accompagnée de **co-infections**[1], c'est-à-dire de micro-organismes tels que bactéries, protozoaires, champignons, vers, virus... qui viennent contribuer au développement des spirochètes, participant ainsi à générer divers symptômes relatifs aux organes et systèmes affectés. Tous ces micro-organismes sont donc des compagnons en proportions diverses des redoutables spirochètes et sont impliqués en tant que co-facteurs du déclenchement et du développement de la maladie.

---

1 Parmi ces co-infections, on retrouvera fréquemment mais pas exclusivement : *chlamydiae pneumoniae*, mycoplasmes *pneumoniae*, *Bartonella*, *Ehrlichia*, *Babesia*, *Coxiella*, amibes et streptocoques, *Candida albicans*.

POURQUOI CETTE MALADIE EST PERSISTANTE

Une personne infectée va être envahie, bien sûr, par la forme « active » du spirochète. Mais il faut également considérer les formes kystiques de ces bactéries, formes qui se développent dans l'organisme parallèlement à l'infestation lorsque celle-ci a lieu.

LE MERCURE, FACTEUR FAVORISANT ET AGGRAVANT

Notre environnement est pollué au dernier degré par la présence à des taux inacceptables de mercure dans de nombreux vaccins, les amalgames dentaires, certains collyres ophtalmiques, les aliments – notamment dans les poissons de grosse taille – sans oublier d'autres métaux lourds comme l'aluminium, le plomb, l'arsenic... De récentes études ont montré que ce mercure, présent dans le corps du malade, vient se lier aux co-infections pour participer à la formation de ce que l'on appelle un « biofilm », lequel entoure la bactérie à l'instar du cocon protégeant la chenille. La présence de métaux lourds dans notre corps fait que l'épaisseur du biofilm est alors multipliée par 15. L'on comprend de fait aisément qu'il ne sera pas facile d'atteindre et de détruire l'habitant résidant au « cœur » du cocon : le spirochète. Les études scientifiques menées également récemment sur le sujet désignent la présence des métaux lourds dans notre environnement comme étant responsables de la flambée des troubles du développement de l'enfant et comme probable « co-facteur clef » du développement galopant actuel de la borréliose Lyme mais également de l'autisme[2, 3, 4].

---

2 Françoise Cambayrac, *Vérités sur les maladies émergentes*, Editions. Mosaïque-Santé, 2007.

3 Dr Corinne Skorupka, *Colloque sur les maladies environnementales*, Paris, octobre 2011.

4 Site de l'association Ariane dédié à l'autisme : www.filariane.org.

Ces formes kystiques ou « dormantes » peuvent rester dans l'organisme pendant des dizaines d'années et sont en partie responsables de la forme chronique de la maladie de Lyme, étant gracieusement hébergées à vie dans l'organisme. Ces kystes de défense, véritables châteaux forts bactériens, n'ont dans un premier temps pas d'action directe sur la maladie de Lyme : contenant des spirochètes en nombre, ils forment en quelque sorte une « réserve » pour une éventuelle intervention future. Ces kystes se renouvellent régulièrement, et nous pouvons les avoir conservés en nous... depuis la naissance !

QUELS SONT LES STADES D'ÉVOLUTION DE LA MALADIE ?

En fonction des différents stades de son évolution, les symptômes relatifs aux organes et structures touchés apparaissent sous différentes formes. Il faudra donc considérer trois cas possibles correspondant aux trois stades de la maladie.

• **Le stade 1** est le plus connu. Il concerne la personne qui, par exemple, est mordue par une tique. Cette morsure est parfois suivie quelque temps plus tard de l'apparition d'un érythème migrant (sorte d'éruption cutanée prenant la forme d'un anneau rouge, lequel s'étend en s'élargissant de manière excentrique) associé à une forte fièvre, et éventuellement d'une paralysie faciale ou oculaire. Facilement identifiable grâce à l'apparition de l'éruption cutanée, la maladie de Lyme est à ce stade aisément confirmée par une sérologie. Un traitement adapté permet en général de « guérir » en une quinzaine de jours. On peut aussi être piqué sans pour autant que la moindre manifestation « typique » ne survienne. Dans tous les cas il est absolument nécessaire de faire réaliser une sérologie de la borréliose.

Enfin, n'oublions pas la prévalence de l'infection materno-fœtale : la mère infestée peut transmettre la maladie à son enfant *in utero*. Dans ce cas, rien n'indiquera que le sujet soit contaminé et malade. Celui-ci passera alors du stade 1 au stade 3 s'il y est prédisposé par son environnement et par ses co-infections. Et ce, en ne présentant que des « petits troubles » plus ou moins bénins que l'on mettra sur le compte des maladies courantes de la vie, et sur celui de la somatisation et du stress bien sûr…

• **Le stade 2** est déjà plus difficile à identifier. La personne a été piquée il y a longtemps (plus d'un an) sans aucun signe particulier d'infection. Ne le jugeant pas nécessaire, il n'aura pas alerté son médecin ou bien ce dernier n'aura pas, à ce moment-là, jugé nécessaire de faire une recherche de borréliose. Certains troubles commencent à apparaître. Ce peut être un début de dépression, une irritabilité légèrement accrue, des douleurs par-ci par-là sans aucune raison apparente, une soudaine baisse de vision, des troubles cardiaques, des modifications biologiques, décelées dans un laboratoire en ville.

• **Le stade 3** concerne la personne infectée depuis des années. Elle n'a peut-être jamais été piquée par un insecte ou ne s'en souvient plus. Ou bien, si elle a été infectée et qu'elle le sait, elle a sans doute été « soignée » mais en fait, n'a pas été « guérie », contrairement à ce qui lui a été annoncé. Car au fil du temps se sont rajoutées des co-infections et les formes kystiques ou résistantes se sont développées dans l'organisme lequel a peu à peu été insidieusement envahi par les spirochètes. 5, 10 ou 20 ans plus tard, son état est alors vraiment dégradé – mais on lui dira sans doute que tout cela est dû à autre chose, ou que c'est psychosomatique. Enfin, n'oublions pas la contamination materno-fœtale et son évolution silencieuse.

LES SYMPTÔMES LES PLUS COURANTS DE LA MALADIE

Parmi les symptômes les plus fréquemment observés, on trouve :

• un syndrome de fatigue chronique (SFC),

• la fibromyalgie (fatigue, douleurs musculaires, problèmes de sommeil, troubles digestifs…),

• des maux de tête permanents et le sentiment d'avoir le « cerveau dans le brouillard »,
• des troubles visuels,
• des picotements dans les yeux,
• des troubles du sommeil,
• des douleurs migrantes,
• des acouphènes,
• des crampes et des sueurs nocturnes,
• des troubles cardiaques et respiratoires,
• un paralysie faciale,
• une dépression chronique,
• des douleurs articulaires, notamment dans les genoux, le dos, le cou (cervicales)
• des inflammations ligamentaires,
• des maux d'estomac et d'intestins,
• les troubles métaboliques du foie,
• des alternances diarrhée-constipation,
• la sensation de « jambes qui s'effondrent » au cours de la marche,
• des inflammations ganglionnaires qui apparaissent sans raison ici et là,
• des difficultés d'élocution,
• des difficultés de concentration,
• des sautes d'humeur chroniques,
• une hypersensibilité à tout contact sur la peau, etc.

Une liste détaillée mais non exhaustive des symptômes liés à la borréliose de Lyme est disponible sur le site de l'Association France Lyme. Ce site donne également accès à de très nombreuses informations et publications récentes qui pourront vous renseigner fort utilement.

Le Docteur R. a précisé, lors du colloque médical de décembre 2010, qu'une personne chroniquement fatiguée présentant cinq des symptômes aussi hétéroclites que ceux cités par exemple ci-dessus, doit conduire le médecin traitant à demander une sérologie de la borréliose de Lyme. Cet examen doit être réalisé dans un laboratoire spécialisé (lire page 218).

LA BORRÉLIOSE DE LYME EN CAUSE DANS CERTAINES MALADIES ÉMERGENTES

De nombreux articles parus depuis plus de dix ans sur le sujet mettent en évidence le rôle prépondérant des infections à *Borreliosis Burgdorferi* et à mycoplasmes, associées aux contaminations au mercure, chez les enfants touchés par l'autisme (1). Certains syndromes de fibromyalgie et de Fatigue Chronique (SFC) sont également liés à la borréliose. Les études et recherches entreprises par les médecins étrangers conduisent ceux-ci à émettre l'hypothèse que la borréliose est probablement responsable de maladies telles que la spondylarthrite ankylosante ou rhumatoïde, la sclérose en plaques, et de bien nombreuses autres maladies auto-immunes.

CHAPITRE 2

MOYENS DE DÉTECTION ET TRAITEMENTS DISPONIBLES

LA DÉTECTION

Le diagnostic précoce de la maladie est la toute première étape du chemin devant conduire au traitement efficace des personnes touchées par la maladie Lyme : elle est essentielle et indispensable.

Les deux tests de détection européens réglementaires, Elisa et Western Blot, que nous avons déjà évoqués page 115 ont pour but de rechercher les anticorps du patient, c'est-à-dire de vérifier si le malade est infecté et à quel degré il l'est. Différents facteurs peuvent néanmoins générer des résultats faussement négatifs, comme le précise le laboratoire Bio Mérieux (lire page 61). Il est alors nécessaire de refaire le test quelques temps plus tard.

• **Le test Elisa** (*Enzyme-Linked ImmunoSorbent Assay*) est un test dit « quantitatif » : il évalue une concentration d'anticorps dans le sang du patient[5]. Le taux d'anticorps obtenu est comparé à des seuils qui indiqueront si le résultat est « négatif », « douteux » ou « positif ». Ce test est simple et peu coûteux, mais peu précis dans le cas de la maladie de Lyme.

5 Ce dosage se fait grâce à une réaction catalysée par une enzyme, laquelle va libérer un composant coloré détectable par spectroscopie. Il n'a pas vocation à dresser une liste d'anticorps spécifiques.

• **Le test Western Blot** (WB) est, quant à lui, beaucoup plus précis. C'est un test dit « qualitatif » qui permet plus sûrement de déterminer si le patient est infecté, de préciser par quel spirochète et à quel degré il est atteint[6].

Néanmoins, il semble aujourd'hui que ces tests soient encore insuffisamment précis. Ils ne permettraient pas de détecter plus de 35 % des cas de maladie de Lyme[7].

Afin de minimiser les risques de « faux négatifs », il est indispensable de réaliser systématiquement les deux tests Elisa et Western Blot en parallèle. Il faut également utiliser des agents de tests d'extrêmement bonne qualité afin d'optimiser les réactions et ainsi obtenir les résultats les plus précis possibles. C'est ce qui est fait dans le laboratoire que dirige de Madame Schaller dont j'ai parlé précédemment (lire page 114). Cette biologiste espère ainsi initier en France de nouvelles perspectives de détection à travers la mise en place de protocoles de plus en plus fiables.

Pour ce qui est des co-infections propres à chaque patient, le médecin spécialiste les fera rechercher, lors du premier rendez-vous de consultation, par des laboratoires spécialisés. La liste des examens complémentaires à réaliser est à la hauteur du nombre potentiel de celles-ci. A réception des résultats, le médecin s'attachera à mettre en place une thérapie appropriée au patient affecté par « sa » borréliose de Lyme.

---

6 Ce test consiste à mettre en relation des « bandes » de protéines préparées pour l'examen : celles-ci sont « réactives » au sérum infecté du patient. A l'issu de l'examen, les quinze bandes « marquées » indiquent les protéines strictement identiques aux protéines les plus immunogènes des différentes borrélies ayant réagi avec les anticorps contenus dans le sérum du patient. On peut comprendre à quel point la spécificité de réaction entre l'antigène et l'anticorps est totale si l'on prend l'image de la clef et de la serrure : pour chaque serrure il n'y a qu'une seule clef parfaitement adaptée. En utilisant des protéines issues du génie génétique, Mme Schaller offre quant à elle la meilleure réactivité possible aux anticorps du patient.

7 Association ILADS (*International Lyme And Associated Diseases Society*), Marinland, Etats-Unis.

Aujourd'hui, il est urgent d'améliorer l'information et la formation des praticiens de santé afin qu'ils soient plus à même de détecter de la maladie de Lyme. Bien des erreurs et des souffrances pourraient ainsi être évitées.

Pour rechercher une éventuelle maladie de Lyme, le médecin traitant rédige une ordonnance stipulant « Sérologie de la borréliose de Lyme ». Les résultats obtenus devront ensuite être comparés à un examen clinique, effectué par le médecin traitant ou le spécialiste. On peut aussi s'adresser directement au laboratoire sans passer par son médecin mais alors l'examen est à la charge du patient.

TROUVER UN BON MÉDECIN

Il n'existe à ce jour pas de liste officielle de spécialistes de la maladie. Soyons clair : il y a peu de vrais spécialistes de la maladie de Lyme aujourd'hui en France. Les publications étrangères, nombreuses, passent difficilement nos frontières, sont ensuite bloquées on ne sait où, et donc, pour de multiples raisons, l'information n'arrive pas chez le médecin confronté à des patients en détresse.

« Le » médecin spécialiste est en général « non conventionnel » et non conventionné (donc hors consensus édicté par la HAS et libre de ses honoraires). En tant que spécialiste, il est généralement débordé : armez-vous de patience avant votre premier rendez-vous !

Une fois que vous serez chez lui, il cherchera en premier lieu à identifier votre degré d'atteinte en vous soumettant à un questionnaire complet issu d'une liste de symptômes courants. Il y adjoindra ceux qui vous sont propres. En sus des premiers résultats de laboratoire obtenus, le médecin fera systématiquement rechercher les co-infections et autres atteintes potentiellement physiques et physiologiques. Tout sera passé au crible. Pour ce faire, différents examens complémentaires seront alors prescrits. Ceux-ci peuvent par exemple comprendre, outre les examens biologiques classiques : recherches de bactéries, amibes, protozoaires, virus, examens de selles, recherches de métaux lourds et d'oligoéléments, voire radiographies et échographies.

L'entretien durera entre une et deux heures. Une pré-médication souvent globale, reposant sur l'homéopathie, la phytothérapie, les compléments alimentaires et l'administration d'antibiotiques (lesquels seront pris seulement après réalisation des examens de laboratoire) sera proposée par le spécialiste.

A réception de tous les résultats d'examens de laboratoire, le traitement approprié et spécifique à chaque malade débutera réellement.

LES TRAITEMENTS DISPONIBLES

L'objectif est clair : guérir le malade. Pour ce faire, le traitement proposé devra donc cibler, outre les spirochètes à la source de l'état pathologique global, toutes les co-infections de la personne concernée. En cas de maladie chronique (stade 3), les traitements sont très longs : ils peuvent parfois durer plusieurs années, avec des pauses, toutefois.

Abordant le sujet des traitements disponibles, je tiens à rappeler ici un point important : **les éléments livrés ci-dessous ne sont donnés qu'à titre d'information et ne sauraient se substituer à une quelconque directive médicale**. Ils ne servent en aucun cas à soigner la maladie de Lyme : seul un médecin compétent est à même d'établir un diagnostic et de proposer un traitement à son patient.

Concernant les traitements disponibles, je ne mentionnerai dans cette partie que les soins relatifs à la maladie chronique ou persistante de Lyme, c'est-à-dire au stade 3. Pour les personnes atteintes aux stades 1 ou 2, il est de toute façon nécessaire de s'adresser à un spécialiste, tant pour faire réaliser une nouvelle sérologie que pour envisager un traitement adapté. Informé, le patient aura également la possibilité de choisir par lui-même son propre mode thérapeutique en toute connaissance de cause.

Il y a aujourd'hui au moins **trois approches de soins pour la borréliose de Lyme** : la première correspond au **traitement conventionnel** et est issue d'un consensus international et national ; les deux autres sont respectivement tributaires des nouvelles approches thérapeutiques proposées par Chronimed (**traitement allopathique non conventionnel**) et des options thérapeutiques alternatives et quantiques (**thérapies quantiques et thérapies alternatives**).

Une **quatrième approche thérapeutique** est également possible : c'est celle qui est proposée par la « **médecine intégrative** ». Celle-ci consiste à envisager une approche holistique des soins. Elle intègre dans leur globalité les différents « outils » thérapeutiques disponibles en fonction de leur capacité à traiter le malade, que ces outils appartiennent au passé, au présent ou déjà au futur.

TRAITEMENT CONVENTIONNEL

Le traitement conventionnel proposé par la Haute Autorité de Santé (HAS) est basé sur un traitement antibiotique de trois à six semaines en moyenne (Doxycycline ® ou Rocéphine ® par exemple) destiné à détruire les spirochètes. Ce traitement ne prend en compte ni la spécificité des co-infections du patient (lesquelles ne sont d'ailleurs généralement pas recherchées), ni son vitalisme, c'est-à-dire sa réserve énergétique. L'état immunologique n'est généralement pas non plus pris en compte. Ce traitement ne repose sur aucun des symptômes spécifiques propres à chaque malade, et n'offre aucun outil de mesure des bénéfices supposés acquis suite à l'application du protocole. En fin de traitement le patient est donc laissé seul avec lui-même puisqu'il est supposé être soigné et donc guéri.

TRAITEMENT ALLOPATHIQUE NON-CONVENTIONNEL

La complexité de la maladie de Lyme et l'approche thérapeutique novatrice qui en est faite par le groupe de médecins Chronimed, font que leurs propositions de traitement ne sont ce jour pas encore validées par la HAS.

Les soins sont basés sur un traitement anti-microbien capable de pénétrer dans les cellules. Ce traitement est adapté aux spécificités des contaminations de chaque malade. En effet, chaque patient est affecté de manière unique par des spirochètes et des co-infections qui lui sont propres en tenant compte également de ses facteurs biologiques, physiologiques, psychologiques et énergétiques, il ne peut être question d'un protocole « consensuel » validé pour une population toute entière.

Le traitement comprendra entre autre différents antibiotiques ayant des spécificités propres, dont notamment le Flagyl ® : ce dernier est l'antibiotique qui permet le mieux de détruire les kystes de défense des spirochètes. Il ne sera administré qu'après quelques mois de traitement.

Le traitement anti-microbien comprendra, selon les besoins et les stades du traitement, des produits de phytothérapie (plantes) et d'homéopathie, ainsi que des compléments alimentaires. Parallèlement, un programme de détoxication des métaux lourds pourra être mis en place dans le but de faciliter la destruction des spirochètes cachés au cœur de leur biofilm.[8, 9, 10, 11]

---

8 Différentes options sont offertes pour la détoxification des métaux lourds : protocole Klinghardt, charbon activé, chélation au DMSA ou DMPS faite sous strict contrôle médical.

9 Françoise Cambayrac, *Vérités sur les maladies émergentes*, Editions. Mosaïque-Santé, 2007.

10 Antimicrobial Agents and Chemothérapy Study, vol 37, pp 825-834, 1993.

11 Dr Corinne Skorupka, *Colloque sur les maladies environnementales*, Paris, octobre 2011.

Suivi thérapeutique

Chaque mois, un bilan de l'état de santé du malade est effectué. La liste de « ses » symptômes personnels est pointée en détail ce qui permet de mesurer les améliorations. Cela est corroboré par des examens de laboratoire quand il y en a besoin. A l'issue de chaque consultation – qui dure en moyenne une heure – le médecin propose une nouvelle « cure », comme toujours basée sur la prise en compte du patient dans sa globalité. La nouvelle « cure » du mois fera appel une fois encore à tous les registres thérapeutiques disponibles.

Ainsi, au fil des mois, chaque « cure » est réactualisée. Selon le degré d'atteinte, le traitement pourra durer plus d'un an. Le malade fait partie intégrante de ses soins, et pour ce faire le médecin ne rechigne pas à lui expliquer sa maladie et les traitements qui lui sont proposés.

Cette implication permet au patient de comprendre sa maladie, de mesurer de manière factuelle l'amélioration de son état de santé et d'en devenir un acteur majeur.

En effet, si cette approche « non conventionnelle » conduit à une nette amélioration ou la guérison dans 80 % des cas, comme cela est annoncé par le groupe de médecins et leurs collaborateurs étrangers, il n'en reste pas moins vrai que, pour arriver à ce résultat, un élément primordial interviendra systématiquement : c'est la volonté du patient de guérir et de participer activement à ce processus.

Enfin, il est important de signaler qu'on ne peut bien évidemment pas s'estimer à l'abri d'une nouvelle contraction potentielle de la maladie : au cours d'une vie, toute forme de nouvelle contamination est toujours possible. Par ailleurs, même si les spécialistes s'accordent à dire qu'il n'y a aucune certitude quant au fait de pouvoir définitivement détruire les formes kystiques, l'on peut supposer que, si l'infection « circulante » et les co-infections sont éradiquées, les formes kystiques n'ont alors probablement plus aucune chance de nuire à son hébergeur. Il devient donc possible d'être soigné de telle manière que, avec la disparition totale des symptômes et handicaps connexes, il soit à nouveau possible de vivre normalement.

LES THÉRAPIES QUANTIQUES

Timidement, elles apparaissent aujourd'hui avec succès dans l'arsenal thérapeutique. Elles reposent sur un constat simple : une source d'énergie transmet, dans certaines conditions, une information à la matière et inversement ; et ce, de manière à rester en équilibre. C'est la cas, par exemple, quand nous synthétisons de la vitamine D sous l'effet de l'énergie lumineuse captée par notre peau.

Partant de cette observation, les scientifiques ont cherché, puis trouvé et développé des outils utilisant diverses formes d'énergie dédiées à des applications thérapeutiques.

Dans le contexte de la maladie de Lyme, plusieurs choix sont offerts aux malades. Souvenons-nous toutefois que ces approches ne sont pas reconnues pas les autorités de santé.

En Allemagne, dans sa clinique spécialisée, le Docteur Woitzel propose à chaque patient un traitement qui lui est spécifique, délivré grâce à un appareil qu'il a mis au point, appelé Bionic 880. Cet appareil émet des photons dans le domaine du « presque infrarouge », c'est-à-dire une lumière au-delà du spectre des couleurs visibles. Pour soigner la maladie de Lyme, ces rayonnements lumineux invisibles sont associés à des substances spécifiques à chaque malade, substances appelées « nosodes » (sorte de liquide fabriqué à partir des spirochètes et co-infections du malade). Le traitement consiste exposer le patient à ces rayons invisibles une dizaine de fois en moyenne, à raison d'une à deux fois par semaine. Les résultats sont annoncés comme très probants.

Les thérapies quantiques peuvent aussi être utilisées dans le cadre d'une approche globale appelée « protocole Bob Beck » (lire page 140).

LES THÉRAPIES QUANTIQUES : UNE APPROCHE PROMETTEUSE

Les thérapies quantiques ont été principalement mises en place par le Pr Konstantin Korotkov, un scientifique russe reconnu internationalement pour ses recherches avant-gardistes sur les champs d'énergie et ses applications médicales. Ces thérapies sont aujourd'hui encore au stade « expérimental ». Toutefois, le Dr Christian Agrapart en France, mais aussi certains médecins, dentistes, psychiatres et de nombreux patients en quête de solutions thérapeutiques, des naturopathes et des physiciens ont démontré que l'on peut se soigner efficacement en utilisant les théories du « vibratoire ». Capter les énergies disponibles dans l'univers afin de les utiliser pour le vivant sont des pratiques qui ont existé de tout temps. Elles sont toujours utilisées. Et même développées, voire « intégrées » à certaines pratiques médicales. Le Docteur Christian Agrapart a depuis plus de 30 ans persévéré à ouvrir une brèche dans le mur des certitudes médicales en prouvant que la chromatothérapie ® et la chromatopuncture ® pouvaient – à peu de frais et sans effets secondaires – soigner bien mieux que l'allopathie un nombre conséquent de maladies. Autre exemple : le Pr Serge Komaretz de St Petersburg, qui a intégré avec succès la chromatothérapie ® dans les soins qu'il prodigue pour sa spécialité, la neurochirurgie. A Paris, aujourd'hui certains services de l'hôpital Necker ont introduit l'utilisation des rayons lumineux colorés pour certains soins appliqués aux enfants. On utilise également la photonthérapie dynamique pour soigner certains cancers de la peau (carcinomes). Aujourd'hui, on remarque que des congrès se tiennent en France sur les Thérapies Informationnelles et Quantiques comme c'est le cas à Lyon ou au Cap d'Agde[12].

12 *Sciences et Vie magazine*, avril 2010.

Le protocole Bob Beck

Le protocole Bob Beck est un « set » complet de soins basés essentiellement sur l'utilisation de la micro-électricité pulsée, associée à l'argent colloïdal. Les recherches de ce docteur en sciences physiques ont été motivées par le souhait de pouvoir se soigner tout seul, chez soi, et au coût le plus faible possible. Accompagné de médecins, il a démontré que la micro-électricité pulsée, associée à d'autres outils qui sont la lumière infrarouge, le champ magnétique pulsé, et l'eau enrichie en oxygène, pourrait soigner un très grand nombre de maladies. Ces dispositifs semblent notamment donner d'excellents résultats sur la maladie de Lyme, agissant non seulement sur les spirochètes mais également sur les co-infections. Le protocole Bob Beck fait appel à différents appareils (Lightworks, Silver Pulser, Magnetic Pulser, Lightworks, Water Ozonator) mis au point et distribués par Sota Instruments au Canada. Je détaillerai dans mon journal de bord leur fonctionnement et leur utilisation (lire page 163).

LES THÉRAPIES ALTERNATIVES

Les thérapies « alternatives » sont souvent de très anciennes formes de médecine : ce sont par exemple, la naturopathie, la médecine traditionnelle chinoise, les pratiques ayurvédiques, l'ostéopathie, la sophrologie. Viennent s'y greffer aujourd'hui les thérapies utilisant la micro-électricité. Dans le cadre de la maladie de Lyme, de nombreuses approches alternatives sont proposées, comme le protocole Hulda Clark et Biowave 21 ou 77 (basés sur la micro-électricité pulsée), le Tic Tox (Sariette, girofle, camomille sauvage), le Samento (extrait de vigne péruvienne) et Cumanda (extrait d'écorce d'arbre d'Amazonie)...

Ces outils thérapeutiques sont souvent associés à la prise d'huiles essentielles à fort pouvoir bactéricide, antifongique, antiparasitaire, ainsi qu'à de nombreux compléments alimentaires servant à protéger ou réparer des systèmes déficients dans notre organisme.

Les naturopathes avertis de la complexité de la maladie de Lyme sauront combiner leur précieux savoir et l'utilisation de la phytothérapie, l'aromathérapie, et l'oligothérapie entre autre, pour soigner l'intestin du patient, drainer les toxines, proposer une restauration du système immunitaire et lutter, avec l'aide d'un médecin, contre les agents infectieux.

TRAITEMENT INTÉGRATIF : UNE APPROCHE QUI CONÇOIT LE PATIENT DANS SA GLOBALITÉ

Avec l'avènement de la médecine quantique, un nouveau tissu thérapeutique est donc en train de voir timidement le jour. Cette étoffe est un entrelacs savamment pensé de l'utilisation de tous les outils aujourd'hui disponibles dans le domaine de la santé : médecine conventionnelle, médecine non-conventionnelle et thérapies traditionnelles, alternatives et quantiques. Pour ce faire, les médecins séduits par cette nouvelle approche ont dû se remettre en cause, faire évoluer leurs modes de pensée, et se former aux nouveaux mais aussi aux anciens outils qui leur sont proposés.

Cette nouvelle approche que l'on peut qualifier de *médecine intégrative* bouscule les idées reçues, les applications dogmatiques et ce faisant limitées des protocoles médicaux appliqués depuis des décennies ; celles qui ne conçoivent pas que l'Homme soit le résultat d'un fragile équilibre entre ses pôles physique, psychique et énergétique.

C'est vers cette approche que tendent les médecins du groupe Chronimed. En rencontrant « l'homme-médecin », le patient verra son thérapeute choisir dans sa « boîte à outils » ceux qui lui semblent le plus appropriés pour le soigner : antibiotiques associés à de la phytothérapie, des huiles essentielles, des compléments alimentaires, voire des séances de traitements « quantiques ». Sans doute vous parlera-t-il des bienfaits générés par les offres de soins proposées par d'autres professionnels de santé.

CHAPITRE 3

RENFORCER ET PROTÉGER SON ORGANISME

Mais pour guérir, il ne suffit pas de s'attaquer aux agresseurs : il faut aussi renforcer ses capacités de défense et d'attaque.

Si les thérapies disponibles conduisent très certainement à la guérison, il n'en reste pas moins vrai que, pour arriver à ce résultat, un élément primordial intervient systématiquement : la volonté de guérir et de participer activement à ce processus. Autrement dit, il faut prendre conscience de ce que notre mode de fonctionnement individuel, s'il a un impact sur la détérioration de notre santé, en a également un sur notre guérison. Alors, oui : il faudra y mettre du sien, mais sans oublier de se faire plaisir, de se faire « cocooner » et dorloter ! Sur un corps fatigué et douloureux, pris dans l'anxiété quotidienne à force de doutes et d'errances, il est essentiel de trouver et d'appliquer quelques baumes réparateurs !

MANGER MIEUX

L'alimentation est sans aucun doute un point clef à considérer. Elle doit être comprise dans le sens « nutritionnel » du terme : s'alimenter et se nourrir, ce n'est pas la même chose ! Dans le premier cas, l'on remplit son ventre afin de se sentir repu. Dans le deuxième, on nourrit l'organisme, on lui donne ce dont il a besoin pour qu'il nous permette de vivre.

Dans le domaine de la « malbouffe », le marasme a pris une telle ampleur que les autorités de santé sont obligées de faire sans cesse des rappels de pur bon sens (manger moins gras, moins salé, moins sucré) !

L'alimentation a donc un rôle essentiel, vital à jouer dans les soins autour de la maladie. Rien ne sert en effet d'essayer de combattre les bactéries, les protozoaires, les champignons et leurs nombreux camarades sur leur terrain de jeu favori – vous ! – si vous leur offrez leurs douceurs préférées : de la graisse et du sucre !

Dans le cas de la borréliose de Lyme, il me semble fondamental de reconsidérer ses habitudes alimentaires. La spécificité et la qualité des aliments que nous absorbons, leur conditionnement, leurs modes de production, de conservation et de préparation ont un réel impact sur la santé.

Le Docteur Jean Seignalet nous l'indique très clairement dans son livre[13]. Pour lui, il est souhaitable de revenir à une nourriture originelle riche en nutriments : fruits et légumes crus si possible, herbes et épices aux innombrables vertus, algues, graines, germes et tubercules, eau pure…

Bien sûr, nous n'allons pas en un jour changer nos habitudes, mais nous pouvons déjà y réfléchir puis, petit à petit, modifier nos comportements.

Les aliments devront donc être autant que possible « **biologiques** », crus ou cuisinés à la vapeur, ou encore, longuement mijotés à feu doux. Les fruits et les légumes doivent être **de saison** et mangés en abondance, en évitant toutefois ceux générateurs d'acidose (lire encadré page 146) : riches en énergie du soleil, de toutes les couleurs, cueillis à maturité sur les arbres et les buissons, prélevés dans la terre, ils nous apportent une *information* qui sera transmise à notre *matière* – notre corps, dans un concept quantique. Cette *information*,

---

13 Dr Jean Seignalet, *L'alimentation ou la troisième médecine*. François-Xavier de Guibert, 2004.

transmise à nos cellules, sera transformée en potentiel d'énergie disponible pour notre métabolisme. Les légumes verts et notamment les « crucifères » (choux, radis, cresson) sont particulièrement intéressants sur le plan nutritionnel et nous aident également à lutter contre l'acidose, fléau qui vient s'ajouter à celui que nous combattons déjà (lire encadré page 146).

La ration de **viande** (bio si possible) peut être limitée à deux ou trois fois par semaine en moyenne, les **poissons de petite taille** (maquereaux, sardines, anchois, moins chargés en mercure que les gros poissons) prenant le relai dans l'apport des protéines animales.

J'ai pour ma part également et depuis longtemps **éliminé le lait de vache, les céréales raffinées** et celles contenant du gluten : ils contiennent des composés nocifs pour l'intestin et, indirectement, pour le cerveau (lire ci-dessous).

LUTTER CONTRE LES DÉSÉQUILIBRES INTESTINAUX POUR RENFORCER SON IMMUNITÉ

La dysbiose est un déséquilibre de la flore intestinale. Bien connue des naturopathes qui s'attachent à la rechercher et à la traiter car à l'origine de nombreuses maladies, cette dysbiose est générée par notre mode de vie, notamment par nos mauvaises habitudes alimentaires et la présence dans notre environnement de toxines et de substances toxiques naturelles ou chimiques. Elle est entre autre responsable du syndrome d'intestin poreux (*Leaky Gut Syndrom*) maladie où l'intestin devient au fil du temps une véritable passoire. La muqueuse intestinale ne jouant plus son rôle d'isolant laisse alors passer toutes sortes de toxines, lesquelles sont emportées dans le flux sanguin et remontent jusqu'au cerveau. Parmi ces neurotoxines, nous trouvons le gluten (protéine du blé) et la caséine (protéine du lait).

La suppression de ces aliments dans la ration quotidienne va apporter des réponses au-delà de toute espérance sur la maladie à traiter. Dans la maladie de Lyme, elle va très vite avoir un impact sur un bon nombre de symptômes, mais aussi et surtout, va permettre une réparation de la muqueuse intestinale et aider à guérir.

L'ACIDOSE

L'excès de graisse et de sucre, associé à un manque réel d'activité physique, font que notre organisme, sursaturé d'un combustible bien trop excédentaire pour notre mode vie moderne, ne peut métaboliser ces éléments et génère un véritable terreau fertile à toutes sortes de problèmes plus ou moins graves. Cela se traduit par un terrain acide dans notre organisme, c'est-à-dire un déséquilibre en grande partie responsable des difficultés que nous pouvons avoir à maintenir et restaurer un système immunitaire efficient. Ce déséquilibre est par ailleurs générateur de fatigue et d'états inflammatoires chroniques. Il empêche également les mitochondries (petites centrales à énergie dans nos cellules) de fournir l'énergie dont nous avons besoin au quotidien. Au final, c'est une porte ouverte à des états pathologiques graves et chroniques, dont de nombreux cancers – les cancers vivant et se développant en milieu acide.

Dans le cas de la borréliose de Lyme, il est souhaitable d'en tenir compte afin de ne pas aggraver une situation déjà catastrophique sur le plan inflammatoire et métabolique. Le maintien d'un équilibre acido-basique optimum doit être considéré avec beaucoup d'attention. Si vous désirez en savoir plus sur l'acidose, je vous conseille le livre du médecin nutritionniste Philippe David, *Régénérons notre équilibre acido-basique* (Editions du Rocher).

Un autre moyen de lutter contre la dysbiose est de **manger sans sucre**. C'est d'ailleurs un vrai plaisir car l'on redécouvre des saveurs oubliées (notre alimentation nous apporte largement assez de sucre au quotidien pour satisfaire nos besoins !). L'**association « céréales-légumineuses »** est, sur le plan nutritionnel, également tout à fait intéressante par son apport en protéines. Enfin, les **fruits à coques**, notamment les amandes, seront les compléments parfaits des fins de repas ou petits creux de la journée.

BOUGER

Ah ! L'activité physique !... Il n'est pas toujours facile de se motiver pour aller entretenir son corps ! Autrefois, il y avait les travaux des champs pour nous y contraindre, mais de nos jours ! aurait dit mon grand-père...

Le sport, et l'activité physique en général, sont des constituants indispensables au maintien d'une bonne santé, tant physique que morale. La dopamine, par exemple, hormone sécrétée au cours de votre activité d'élection, vous remontera le moral plus sûrement que n'importe quel excellent feuilleton que vous auriez peut-être préféré regarder, confortablement assis devant votre écran de télévision !

Par ailleurs, il a été démontré que la pratique d'une activité physique augmente la charge électrique des cellules. Or, cette dernière tient un rôle essentiel dans la lutte contre de nombreuses maladies, la restauration et le maintien d'un système immunitaire efficient (comme l'explique le Docteur Jerry L. Tenant dans son livre *Healing is voltage*, cf page 220). Elle a également un impact très positif sur les douleurs musculaires ; ce serait donc dommage de s'en priver !

En somme, le sport est essentiel : c'est bon pour tous et pour tout ! Bien sûr, à chacun de faire selon ses moyens. Mais s'il est possible, même à tout petits pas quand rien ne va plus, d'aller prendre l'air quotidiennement et de parcourir quelques mètres, il ne faut pas hésiter. A tout le moins, cela permettra alors de s'aérer un peu l'esprit tout en rappelant à son corps les buts premiers de ce dernier. Le tout en contemplant un horizon qui sera forcément plus vaste, même d'un rien. Il suffit de si peu de choses, parfois, pour retrouver l'étincelle originelle !

PRENDRE SOIN DE SOI, ENCORE ET TOUJOURS !

Des armes de poids à ne pas négliger dans les attaques conjuguées contre la borréliose de Lyme, sont celles liées aux soins prodigués par les différents praticiens de santé.

Les **massages et drainages lymphatiques** effectués par un **kinésithérapeute** soulageront certainement et efficacement un corps martyrisé par les douleurs musculaires et articulaires.

Le rôle d'un **podologue** est également considérable, car il sera capable de détecter les mauvaises positions ou les modifications, parfois très subtiles, des processus de déplacement et de station – que cela soit dû à votre morphologie ou à la maladie.

Dans ces cas-là, la fabrication de semelles orthopédiques appropriées évitera ou soulagera les inflammations articulaires tout en faisant travailler des muscles qui, sans cela, s'atrophieraient.

J'ai déjà mentionné le rôle, parfois décisif, des **ostéopathes**. Ces praticiens disposent d'une connaissance affinée à l'extrême du corps humain, de sa physiologie et des soins thérapeutiques qu'ils peuvent prodiguer. Forts de ces connaissances et de leurs compétences techniques, ils sont à même d'apporter une aide indiscutable par le travail sur les muscles, les organes vitaux, les articulations et, au-delà du soulagement physique obtenu, également aider le corps à éliminer et détoxifier. Si ce point en particulier est important en règle générale, il s'avère presque vital lors des traitements, compte tenu de la masse de toxines générée par l'agonie des bactéries, et de l'incapacité qu'a le corps d'évacuer ces toxines à la même vitesse qu'elles sont produites.

A tout cela viennent s'ajouter d'autres approches telles que les séances de **sauna à Infra Rouge**, la **sophrologie, les bains chauds** : ces derniers donnant d'excellents résultats en termes de relaxation et de soulagement de la douleur. Les bains « très chauds », nous l'avons vu, sont quant à eux une manière très efficace pour se défaire le plus vite possible des réactions d'Herxheimer.

Enfin et surtout, le **soutien et la compréhension des proches** et de toute personne de bonne volonté, capable d'analyse rationnelle mais aussi d'empathie, est essentielle, primordiale. Comme partout ailleurs, le contact humain est bien souvent déficient ; il est pourtant d'une importance fondamentale dans l'épaulement du malade, car c'est là que ce dernier puisera afin de régénérer ces réserves fantastiques dont il a besoin lorsqu'il devient vital de se surpasser; ici, pour vivre, pour guérir.

GÉRER LE STRESS

Comme dans toute maladie, le stress joue indéniablement un rôle dans le cas de la borréliose de Lyme. S'il est parfois – à défaut de mieux – considéré comme un des éléments déclencheurs de la maladie, il devient certain qu'à terme, d'errances en souffrances, d'incompréhension en refus, le patient devient la proie de cette Hydre destructrice. Il sera donc peut-être nécessaire, à un moment ou un autre, de faire appel à un **professionnel ou une personne compétente** capable d'écoute et d'empathie, afin de pouvoir transformer et construire autour de la pression enfermée au fond de soi : un psychologue, le Qi Gong, la sophrologie, le yoga, une activité physique pourront très certainement vous apporter une aide précieuse.

Je tiens à préciser que si le stress est une chose, la maladie de Lyme en est une autre. Si le stress joue un rôle indéniable sur notre santé, sur notre métabolisme, il est néanmoins épuisant et culpabilisant pour le patient atteint de la maladie de Lyme de se voir brandir cet argument qui sert les (bien normales) limites des connaissances médicales, argument qui autorise bien sûr votre médecin à vous adresser à un psychiatre. Si donc vous supposez, pour des raisons qui vous sont propres, que vous êtes atteint de la maladie de Lyme, suivez votre intuition. En cas de soupçons, validez ce point avec votre praticien et demandez-lui de faire réaliser une sérologie de la borréliose de Lyme dans un laboratoire spécialisé.

PARTIE III

MES CHOIX THÉRAPEUTIQUES

La théorie, c'est quand on sait tout sur tout et que rien ne fonctionne. La pratique, c'est quand tout fonctionne et que personne ne sait pourquoi.

ALBERT EINSTEIN

CHAPITRE I

UN LONG CHEMIN

Le temps de la guérison, longtemps attendu, est enfin venu. Je le pressens : la route sera longue, une fois encore, sur cette nouvelle étape et avant que d'arriver à ma destination. Mais chaque mois qui passe m'apporte la preuve que je suis sur le bon chemin : à moi d'être vigilante et de ne pas verser !

En ce qui me concerne, les soins consisteront d'une part en l'application d'une thérapie anti-microbienne longue et soutenue – celle du Docteur R. – combinant médicaments et produits naturels à effets notoires, sous forme de cures discontinues réactualisées chaque mois. Cette stratégie, je le rappelle, n'est pas encore officiellement validée par la HAS en France (lire page 136).

D'autre part et en adjonction, je poursuis le traitement alternatif proposé en octobre 2010 par mon ami Vincent. Je le ferai évoluer au fil des mois, en fonction des améliorations obtenues et des nouvelles approches thérapeutiques que j'explorerai. Fin janvier 2011, le traitement quantique fera également partie de mes soins.

Pour mon fils, ce sera différent. Ensemble, nous décidons de ne pas appliquer les possibles cures anti-microbiennes personnalisées offertes comme option par le Docteur R. : celles-ci nous semblent actuellement trop lourdes au vu d'une maladie rénale rare dont mon garçon est affecté. Nous opterons donc pour la mise en place du traitement alternatif suggéré par Vincent, auquel viendront se greffer très rapidement les thérapies informationnelle et quantique, dans une dynamique « intégrative » (lire page 135).

Mes recherches me conduiront en effet, comme vous l'avez vu plus haut, à découvrir et comprendre ce que sont ces nouveaux outils, et surtout, à apprendre à les utiliser.

ESSAI ERREUR

Durant plusieurs mois, j'étudierai et contacterai des médecins, naturopathes, associations et fabricants de matériel au Canada, aux Etats-Unis, en Allemagne, ainsi qu'en France. Ceci, afin de sélectionner et d'acquérir les instruments quantiques ayant démontré leur potentiel dans différents domaines de soins thérapeutiques, et qui me semblent apporter une solution efficace sur la maladie de Lyme.

Parallèlement, j'acquerrai ainsi les connaissances connexes à l'utilisation de ce matériel. Sous ma propre responsabilité. Car il faut savoir que la FDA (*Food And Drug Administration*, aux Etats-Unis) et la HAS (Haute Autorité de Santé, en France) refusent la commercialisation de ces instruments à des fins thérapeutiques : ils ne peuvent être considérés que comme des outils domestiques de « confort ».

C'est donc à tâtons que j'ai appliqué les suggestions transmises par ces pionniers des médecines du futur : comme il n'existe aucun protocole imposé, le suivi des conseils et des descriptions de soins potentiels me conduisent donc, fin janvier 2011, à débuter mes soins quantiques. Chaque jour est pour moi un moment d'observation des résultats obtenus, ce qui m'amène, par analyse, à adapter ou modifier à moment donné les actions envisagées.

D'aucuns diraient que je fais ma cuisine personnelle. Il n'en est rien : l'idée est de procéder de telle sorte que, à force d'adaptations et de corrections quand le besoin s'en fait sentir, le processus s'affine et s'adapte à son récipiendaire afin de parvenir plus efficacement à l'objectif final.

Quoiqu'il en soit, les faits sont là : en un mois, pour mon fils comme pour moi, les résultats sont stupéfiants et pleins de promesses. Mais je demeure cependant sur mes gardes : ces résultats ne seront véritablement valides que dans le temps. Nous savons que le chemin sera long avant de retrouver la meilleure santé possible et le maximum de nos capacités. La maladie est lente à s'installer et s'est longtemps attardée, il est donc parfaitement logique de s'attendre à ce que son éradication ne soit pas des plus rapides. Inévitablement, certaines étapes du parcours recèleront des hauts et des bas : il faudra être prêt à gérer les retours en arrière, les doutes, les souffrances.

RESTER ATTENTIVE AUX RÉACTIONS DE MON ORGANISME

Au cours du traitement, il nous faudra entre autre faire face à ce que l'on appelle les « **réactions d'Herxheimer** ». Celles-ci sont des réactions inflammatoires qui peuvent parfois être cataclysmiques. Elles sont dues à l'attaque des antibiotiques ou autres substances à effet notoire contre les bactéries. Les toxines libérées lors de l'agonie des bactéries ne pouvant être éliminées par l'organisme à la même vitesse et dans les mêmes quantités qu'elles sont produites, génèrent une réaction dans laquelle nombre des symptômes préexistants sont exacerbés, ce qui est très difficile à supporter. J'expliquerai plus loin ma technique pour contrecarrer le plus vite possible ces manifestations.

Le système immunitaire devra lui aussi être régénéré. Dans ce domaine, l'alimentation joue un rôle prépondérant (lire page 143). Si les Chinois disent que la santé siège dans l'intestin, les naturopathes savent également que la majorité des problèmes courants de santé proviennent d'un mauvais état des métabolisations prenant place dans celui-ci. De nombreuses études conduites par des médecins dans le monde entier ont démontré que notre système immunitaire réside à 70 % dans notre intestin. Il faut donc prendre soin de ce dernier, et le réparer s'il est en mauvais état.

Et puis, il faudra encore et toujours écouter ce que le corps nous dit, détecter et essayer de comprendre les bizarreries qui ne manqueront pas de survenir, ajuster les thérapies, analyser encore, afin de s'assurer autant que possible que l'on reste sur le bon chemin. Enfin et surtout, il restera nécessaire d'alimenter les deux composantes vitales de cette démarche que sont la recherche et l'apprentissage. Par chance, cette approche est aussi celle des médecins du groupe Chronimed. Leur soutien auprès du patient, leur approche novatrice d'un traitement, mais aussi le modèle qu'ils présentent en considérant chaque malade comme une entité à part entière et donc différente d'une autre personne, montre de toute évidence qu'une page de l'histoire de la médecine est en train de se tourner…

Mais poursuivons donc si vous le voulez bien, cher lecteur, chère lectrice, ce déjà long voyage en feuilletant le livret de bord de notre embarcation.

CHAPITRE 2

MON CARNET DE BORD

Ce livret est le reflet de ce que j'ai, seule ou accompagnée des médecins et naturopathes qui m'entourent, choisi comme options thérapeutiques pour moi-même, puis pour mon fils. Il correspond donc à « ma trousse de bord » personnelle et celle de mon fils. A ce titre, il est le reflet de notre parcours exclusivement.

Il est indispensable d'être suivi par un médecin pour initier un traitement quel qu'il soit.

Les lecteurs qui le souhaitent trouveront à la fin de l'ouvrage comment se procurer les différentes substances faisant partie de mon traitement.

OCTOBRE 2010

Se débarrasser des infections

Les informations et conseils donnés pas mon ami Vincent m'ont permis de constituer, vous vous en souvenez peut-être, ce que j'ai appelé plus haut mon « panier de plantes» (lire page 107). J'ai ainsi pu débuter un traitement naturopathique précis.

L'élément-clef de celui-ci est l'**argent colloïdal** (Ag+). C'est une solution d'eau distillée dans laquelle « baignent » des ions Ag+ en quantité plus ou moins grande. Depuis des millénaires, l'argent a été utilisé pour la désinfection mais aussi la conservation des aliments et du vin par exemple : c'est un agent anti-bactérien très puissant.

L'utilisation de l'argent colloïdal était encore monnaie courante au début du XXe siècle. Mais l'arrivé des molécules chimiques et de la pharmacologie industrielle a relégué ce précieux outil thérapeutique au fin fond des officines de santé et des mémoires du passé.

A noter que la *Food and Drug Administration* (FDA) des Etats-Unis estime qu'il n'y a pas de preuve scientifique substantielle pour soutenir l'usage d'argent colloïdal ou de sels d'argent en vente libre comme moyens thérapeutiques. Selon elle, « aucun des produits à base d'argent vendus librement n'est considéré comme sûr et efficace ».

Dans le liquide colloïdal, la concentration en ions Ag+ peut varier selon les procédés de fabrication. On parlera de « parties par million » ou encore de « ppm ». Plus le nombre de« ppm » est élevé, plus les particules sont fines et donc nombreuses pour un même volume de solution. Elles ont de ce fait un meilleur pouvoir de pénétration dans les cellules. Ainsi, un argent colloïdal à 23 ppm aura beaucoup plus de pouvoir d'action qu'un argent colloïdal à 2 ou 5 ppm.

L'argent colloïdal absorbé doit être d'excellente qualité et ne doit pas être fabriqué n'importe comment. Il peut être utile d'en parler avec votre médecin ou votre naturopathe si vous souhaitez l'utiliser et avez des doutes sur son maniement. L'argent n'est pas cancérogène, ni toxique pour les systèmes nerveux, cardiovasculaire, immunitaire et reproductif, mais l'ingestion d'argent colloïdal sur de longues périodes peut conduire à une accumulation dans le foie, les reins, le cerveau et conduire à l'argyria (pigmentation des yeux) et à l'argyriose (pigmentation de la peau). Imaginez une pigmentation gris-bleutée de la peau, due à l'impact de la lumière sur une concentration de molécules d'argent trop importante dans votre corps : vous prenez alors la teinte à peine plus bleutée d'un bracelet de montre en acier ! Cette situation est irréversible semble-t-il, bien que des essais de traitement par rayonnement infrarouge semblent avoir donné des résultats pour s'en défaire, m'a-t-on dit au Canada. Il semblerait qu'un traitement à l'argent colloïdal d'une durée d'un an et même bien plus pose peu de problème si ce composé est de qualité et pris en petites quantités. Malgré tout, des études ont rapporté des cas d'argyria et d'argyriose avec l'argent colloïdal. Il faut donc être prudent et bien se faire conseiller.

J'utiliserai donc dès le début de mes soins l'Ag+ colloïdal à 23 ppm que je fais venir de Belgique. En application partielle du protocole que le Docteur Eric Rentz a détaillé dans un email personnel adressé à mon ami Vincent, j'en boirai de larges quantités pendant quatre jours, puis continuerai sur un régime de croisière variable au fil du temps.

En adjonction, j'utiliserai également du **Samento** et du **Cumanda**, deux plantes poussant en Amérique du Sud, et réputées pour leur action positive sur la maladie de Lyme en tant que modulatrices du système immunitaire.

Renforcer et protéger mon organisme

Viendront s'ajouter également des **compléments alimentaires**, dont le but est de lutter contre les déséquilibres de la flore intestinale (dysbiose), de limiter l'oxydation et la dégradation des cellules et de compenser les carences en micronutriments, l'infection et la présence de métaux lourds dans l'organisme.

- **Vitamine E gamma-tocophérol/tocotriénols** : puissant antioxydant ayant un possible rôle dans la fonction immunitaire. La vitamine E est un terme qui s'applique à huit « formes » différentes. Le plus souvent, on ne trouve qu'une forme, l'alpha-tocophérol et souvent sous forme synthétique (dl-alpha-tocophérol). Dans la mesure du possible, il faut choisir un tocophérol naturel (d-alpha-tocophérol), associé au gamma-tocophérol. L'idéal est de se procurer un mélange de tocophérols et tocotriénols naturels, mais ils sont difficiles à trouver et souvent très chers.

• **Vitamine C** : antioxydante, elle améliore l'absorption du fer.
• **Sélénium** : souvent déficitaire, il a une action antioxydante et l'on doit obligatoirement le prendre lors d'un traitement à l'Ag+ colloïdal. Il fonctionne en synergie avec la vitamine E.
• **Probiotiques** : ce sont les « bonnes bactéries » dont notre intestin a besoin pour revenir à un niveau d'équilibre optimal et ainsi, jouer son rôle de défense contre les agressions microbiennes.
• **Duo Vital** : ce complexe est composé de deux éléments synergique, la **poudre alcalinisante du Dr Jacob's** qui sert à corriger une acidose chronique et à reminéraliser l'organisme, et le « **Ré-energétik** » qui contient entre autre des prébiotiques et participe à la réparation du système immunitaire siégeant dans l'intestin.
• **Malate de magnésium** : c'est un chélateur – un « échangeur » – des ions « aluminium » présents dans l'organisme. Il aide ce dernier à se débarrasser de l'aluminium stocké dans le corps (notamment dans le cerveau) et apporte du magnésium dont quasiment tout le monde manque.
• **Coenzyme Q10 gastro-résistante** : très déficitaire chez les personnes souffrant de la maladie de Lyme, elle joue un rôle essentiel dans les fonctions cardiaque et musculaire, et dans la production d'énergie par les mitochondries de nos cellules.
• **Vitamine B3** : elle améliore les facultés mentales souvent affectées par la maladie de Lyme et prévient la maladie d'Alzheimer. Elle participe également activement à la reconstruction de la muqueuse intestinale dans le cas d'un intestin poreux.
• **Oméga-3 (EPA et DHA) gastro-résistant** : ces acides gras que l'on trouve dans le poisson améliorent la microcirculation sanguine du cerveau et protège le système cardiovasculaire. Selon le Dr Klinghardt qui recommande vivement l'apport d'oméga-3, l'ensemble des fonctions de détoxication dépend d'un apport optimal en oxygène et d'une bonne circulation sanguine. Ils se présentent sous la forme de capsules d'huile de poisson.

• **Silice organique** : oligoélément anti-inflammatoire, la silice participe à la constitution de base de l'organisme. Indispensable au métabolisme osseux, elle potentialise l'action du cuivre et du zinc, deux autres oligoéléments vitaux pour notre corps.
• **Enzymes protéolytiques** : elles optimisent le traitement anti-microbien en agissant sur la couche de protection des bactéries (biofilm).

Me désintoxiquer du mercure

Je débute également le **protocole Klinghardt** de détoxification des métaux lourds – mercure essentiellement (lire encadré ci-dessous). Ce traitement repose sur l'association de chlorella, ail fermenté et teinture mère de coriandre. La **chlorella** est une micro-algue d'eau douce, très riche en protéines, vitamines oligoéléments et chlorophylle. Elle a la propriété de « capter » certains métaux lourds, notamment le mercure. L'**ail fermenté** ou l'ail des ours ont une action favorable sur le réseau sanguin. C'est un antioxydant et un important détoxifiant cellulaire. La **teinture mère de coriandre** a un effet « cholagogue », c'est-à-dire mécanique, sur la vésicule : elle provoque une sécrétion de bile qui contient les neurotoxines excrétées afin qu'elles soient éliminées via l'intestin.

LE PROTOCOLE KLINGHARDT

On commencera par 3 comprimés de chlorella par jour, en augmentant d'un comprimé chaque jour, jusqu'à arriver à 8 comprimés. Le seizième jour on introduira l'ail des ours ou l'ail fermenté (une gélule à chaque repas). Ce n'est que 4 mois plus tard qu'on introduira la teinture mère de coriandre à raison de 10 gouttes dans un verre d'eau, à boire une demi-heure après chaque repas. Le traitement doit durer au moins 8 mois. L'ail ayant un effet « fluidifiant » sur le sang, les personnes prenant des anticoagulants devraient considérer un autre traitement de détoxification des métaux lourds, ou adapter celui du Docteur Klinghardt.

NOVEMBRE 2010

Pas de changement sur le plan thérapeutique à part un apport en probiotiques. En un mois de traitement, les douleurs articulaires ont disparu.

Je me sens également moins fatiguée. Mon cerveau est moins dans le brouillard, mais les douleurs musculaires et pelviennes sont toujours là. La jambe et le pied gauches donnent toujours le sentiment d'être pris dans un étau et continuent à engendrer des sensations très désagréables m'empêchant de dormir.

DÉCEMBRE 2010

Je continue mon traitement naturopathique et entame ma première cure anti-microbienne établie par le Docteur R. Celle-ci comporte entre autre, et pour 21 jours, deux antibiotiques que je prendrai en alternance (Rocéphine ® et Azithromycine®), un vermifuge et un traitement contre les mycoses. Nous attendons les résultats des examens effectués juste avant le début du traitement et qui concernent mes co-infections, afin de pouvoir s'attaquer à celles-ci par la suite.

Dès le troisième jour de cure, je fais une grosse réaction d'Herxeimer : j'ai l'impression que le ciel m'est tombé sur la tête ! N'ayant pas la force d'aller au hammam disponible à la piscine municipale, et afin de transpirer le plus possible pour éliminer le maximum de toxines, je prends des bains très chauds à la maison. En sortant de l'eau, je m'enveloppe dans des vêtements chauds, me roule dans des couvertures avec une bouillotte, tout en buvant des tisanes brûlantes.

Allongée sur des serviettes de bain, je transpire ainsi pendant six heures. Trente-six heures plus tard, la réaction d'Herxheimer est passée !

JANVIER 2011

Je vais très bien. C'est incroyable : 80 % de mes symptômes ont disparu ! Je retrouve tant d'énergie que je me demande ce que je vais bien pouvoir en faire ! Cette annonce fait d'ailleurs rire le Docteur R., alors qu'il me reçoit pour faire le point sur la cure que je viens juste de terminer.

Une nouvelle cure est mise en place, avec de nouveaux antibiotiques notamment. Nouvelle réaction d'Herxheimer, aussi forte que la précédente, mais tout aussi courte grâce à la transpiration forcée à laquelle je m'astreints.

Je poursuis parallèlement mon traitement naturopathique, avec cependant une pause de Ré-energétik, l'un des constituants du complexe DuoVital.

Vincent et moi continuons à chercher des informations sur la maladie de Lyme : nos échanges sont passionnants. Mes investigations sur le protocole Bob Beck m'apportent des éléments confirmant que l'électricité a un rôle essentiel à jouer dans un très grand nombre de thérapies. Après comparaison entre diverses solutions disponibles pour aider à traiter la maladie de Lyme, mon choix se porte sur deux instruments du protocole Bob Beck : le « **Silver Pulser** » et le « **Lightworks** », tous deux commercialisés par la société canadienne Sota Instruments (lire page 218).

FÉVRIER 2011

Pas de nouvelles améliorations spectaculaires mais quelques symptômes supplémentaires ont disparu : c'est toujours ça de pris ! Le Silver Pulser et le Lightworks sont arrivés du Canada. Mon fils et moi les découvrons avec beaucoup d'intérêt et les utilisons facilement. A l'aide du **Silver Pulser**, nous fabriquons maintenant notre propre argent colloïdal de qualité (entre 2 et 5 ppm environ, d'après les informations recueillies), ce qui est très facile et très bon marché. Cet argent colloïdal nous permet d'alterner avec la solution à 23 ppm, très coûteuse : il faut seulement en boire en plus grande quantité, mais toujours dans les limites permettant d'éviter l'argyriose.

L'intérêt du Silver Pulser est double. Il permet à la fois de fabriquer de l'argent colloïdal, que l'on boira. Puis l'appareil sera utilisé pour « pulser » l'argent transporté dans le sang après passage dans l'organisme. Cela se fait grâce à un petit boitier électrique alimenté par une pile, et que l'on fixe sur le bras. Le petit appareil, très léger, est relié par un fil électrique à deux petites électrodes. Celles-ci sont fixées par un bracelet auto-adhésif sur le poignet. En mettant l'appareil en marche, la micro-électricité pulsée à travers les électrodes « dynamise » l'argent circulant dans l'organisme. Cela augmente ainsi le pouvoir anti-microbien de l'argent colloïdal, ainsi que la charge électrique des cellules du corps.

Le Silver Pulser ne doit absolument pas être utilisé lorsque l'on prend des médicaments. Il faut même être très prudent lors de l'absorption de compléments alimentaires. En effet, le pouvoir décuplant de l'électricité pulsée sur les substances ingérées est fortement souligné. Je ne me servirai donc de l'appareil que dans les périodes de pause médicamenteuse, entre deux cures du Docteur R. C'est-à-dire, au fil du temps, en moyenne dix à quinze jours par mois.

Le **Lightworks**, quant à lui, est un appareil quantique qui génère des photons d'une longueur d'onde de 880 nanomètres : c'est un rayonnement invisible, presque infrarouge. Issue des recherches conduites par la NASA, l'utilisation de ce rayonnement est considérée comme étant bénéfique pour la peau, les yeux, le système immunitaire, les muscles et les nerfs. A l'instar du Bionic 880, il a une action bactéricide, tout comme le rayonnement ultraviolet. C'est donc un décontaminant puissant. Cet appareil peut être utilisé conjointement à un traitement allopathique (chimique). Il est composé d'un boitier rectangulaire un peu plus grand qu'une carte postale, lequel est relié à une « poignée » se terminant par une palette de forme ronde, d'environ 8 cm de diamètre. C'est elle qui diffusera les rayons NIR (Near Infra Red = presque infrarouges). J'utiliserai abondamment le Lightworks sur différentes parties du corps.

Nouveau traitement anti-microbien

Par ailleurs, une nouvelle cure anti-microbienne est proposée par le Docteur R. Pour la première fois, nous allons lutter contre les formes kystiques des bactéries. Pour ce faire, la cure comprendra cette fois-ci du **Flagyl ®**. La réaction d'Herxheimer est très violente, dès le troisième jour. Elle durera également plus longtemps : en mon for intérieur je me dis que cette fois-ci, ça passe ou ça casse ! Pourtant, une fois encore, la « cure de transpiration » viendra à bout des toxines rejetées par les bactéries mourantes !

Le traitement naturopathique est poursuivi sans relâche. Sur les conseils de Vincent, j'arrête le malate de magnésium, et introduis un nouveau complément, le resvératrol, un polyphénol issu de la vigne ou de la renouée du Japon, aux vertus antioxydantes à effets neuro et cardio-protecteur et anti-inflammatoire.

Dès que la cure anti-microbienne du Docteur R. est finie, j'utilise le Silver Pulser et « pulse » environ 2 à 4 h par jour. L'appareil est très pratique et n'empêche en rien une activité quotidienne normale.

Bien sûr je continue à fabriquer et boire l'argent colloïdal, alternant entre le 2-5 ppm et le 23 ppm. J'utilise également le Lightworks, notamment sur le crâne, le bulbe rachidien, le plexus solaire et les chakras du corps.

Par ailleurs, je me sers aussi de l'Ag+ colloïdal 2-5 ppm pour désinfecter aisément les petites surfaces utilisées journellement à la maison : évier, plan de travail, poubelle, poignées de portes, lavabo...

MARS 2011

Pas de changement sur le plan naturopathique, à part une pause dans la prise de « silice ». Nouvelle cure allopathique, encore différente des précédentes. Encore du Flagyl ®, encore une réaction d'Herxheimer : Dieu que ces bactéries sont résistantes, vrais soldats en arme qu'elles sont, ne baissant jamais la garde, se renouvelant sans arrêt ! Elles attendent, bien au chaud dans leurs châteaux-forts, qu'une brèche jaillisse pour envahir mon corps ! Je prends à ce moment la mesure de ces redoutables envahisseurs au long cours dont je suis l'otage depuis des années... Il m'apparaît clairement qu'il va me falloir tous les moyens disponibles sur la planète pour en venir à bout !

Pour venir à bout de mes frissons permanents, nous introduisons l'**huile essentielle d'artémise** (H.E.*Artemisia annua*) : son action antiparasitaire particulièrement puissante devrait m'aider à me débarrasser de miasmes paludéens qui sont peut-être la cause de mon hyper-frilosité constante.

Pour protéger mon foie et mes reins des agressions antibiotiques, j'introduis la **silymarine** (chardon-marie) et le **thé vert** dans ma liste de compléments, sous forme de gélules.

J'ai aussi fait venir du Canada deux autres instruments du protocole Bob Beck : ces sont le Magnetic Pulser et l'Ozonator.

J'utilise en général le **Magnetic Pulser** (ou « **Mag' Pulser** ») le soir, dans mon lit. Cet appareil utilise un champ magnétique pulsé de très faible intensité, lequel détruit localement les bactéries présentes dans les endroits à concentration importante. Ainsi, les chaines de ganglions que nous avons un peu partout dans le corps – dans le cou, sous les aisselles, à l'aine... – sont des endroits privilégiés pour l'application du Mag'Pulser. Un autre atout du Mag'Pulser est sa propriété antalgique : en deux séances de 20 à 40 min, les douleurs pelviennes – toujours présentes à ce stade du traitement – disparaissent totalement. Quel bonheur ! L'appareil ressemble beaucoup au Lightworks, et s'utilise de la même manière, c'est-à-dire localement. Son utilisation le soir me permet de lire tranquillement pendant que l'appareil fonctionne ; je déplace simplement la palette régulièrement selon les zones que je souhaite traiter.

L'**Ozonator** est quant à lui un appareil servant à transférer de l'oxygène de l'air ambiant dans de l'eau. En deux minutes, l'on obtient un grand verre d'eau ozonifiée, suroxygénée ! Cette eau doit être bue dès qu'elle est prête : l'intérêt de la méthode est de sursaturer l'organisme avec de l'oxygène, ce qui, entre autre, a un effet nocif pour les bactéries mais aussi aide l'organisme à se détoxifier.

A ce stade de mes traitements, je découvre que le Silver Pulser associé à une activité physique d'une demi-heure au minimum soulage totalement mes douleurs musculaires. Durant l'année, je validerai ce résultat, et ferai d'autres essais afin de déterminer ce qui est prédominant en terme de soulagement de ces douleurs : est-ce plutôt le Silver Pulser, ou l'activité physique, qui me soulage ? A ce jour, j'ai pu valider que les deux me soulagent exactement de la même manière.

AVRIL 2011

Mon état de santé est stationnaire. Il n'y a pas beaucoup d'améliorations. Mon pied gauche me gène beaucoup, et mon cerveau est à nouveau partiellement dans le brouillard. Il m'est difficile de me concentrer, de lire et écrire : pour cette dernière activité, à mon insu, les lettres se posent encore bien trop souvent à l'envers sur le papier ou l'écran d'ordinateur. J'ai aussi parfois du mal à trouver mes mots. Par ailleurs, en regardant au loin lorsque je marche, j'ai en permanence la très désagréable et invalidante impression que l'horizon est penché : j'ai si souvent eu ce symptôme par le passé, et c'est si fatigant...

Le Docteur R. propose une nouvelle cure anti-microbienne, Flagyl ® inclus. Surprise : pour la première fois, je ne fais pratiquement pas de réaction d'Herxheimer ! Cela veut dire que l'on avance, et que l'ennemi recule !

Sur le plan naturopathique, j'arrête le Samento et le Cumenda, qui n'ont apporté aucun bénéfice notable à mon sens.

MAI 2011

Je vais dans l'ensemble bien, à part mon pied gauche qui me semble toujours être serré dans un étau, et le cerveau qui n'est pas encore au mieux de sa forme. En revanche, les douleurs musculaires diminuent de jour en jour. Les douleurs pelviennes aussi : c'est bien, nous gagnons du terrain. Sur une liste initiale d'une cinquantaine de symptômes plus ou moins invalidants, il n'en reste plus qu'une douzaine, que je considère sereinement dans mon programme d'élimination.

Une nouvelle cure, réactualisée mais incluant encore et toujours le Flagyl ®, est mise en place. Cette fois-ci, il n'y a pas de réaction d'Herxheimer ! Seulement une grosse fatigue. Je prends nettement conscience des progrès accomplis.

Je n'oublie cependant pas que l'ennemi est toujours là, rusé, logé dans tous les recoins de mon organisme, armé jusqu'aux dents et doté de redoutables capacités de simulation. Qu'il le sache, nous ne poserons pas les armes de sitôt.

Le protocole Bob Beck est maintenant entièrement mis en place et je l'utilise régulièrement. Dès que j'en ai fini avec les médicaments chimiques, j'utilise le Silver Pulser, lequel prolonge les bénéfices du traitement que je viens de terminer. Je poursuis par ailleurs mon traitement naturopathique, avec la reprise du Ré-energétik pour une durée d'un mois. Ce complément alimentaire devrait me permettre de renforcer mon système immunitaire.

JUIN 2011

Je stagne sur le plan cérébral, ainsi qu'au niveau de mon pied gauche : il n'y a pas vraiment d'amélioration. A l'analyse des ordonnances établies en décembre et janvier, je me dis que ce sont peut-être les médicaments pris à cette période-là qui ont apporté le plus de progrès à l'état de santé de mon cerveau.

En effet, notre corps étant une merveille de technologie – que les chercheurs tentent depuis toujours de reproduire dans ses plus infimes secrets – une « barrière » protège notre « unité centrale de commandement » qu'est le cerveau. Appelé « barrière hémato-encéphalique », ce système d'hyper-protection fait que rien n'est supposé pouvoir pénétrer dans cette « salle de commandement » ingénieusement protégée dans notre crâne. Or, les spirochètes, eux, y entrent dans notre cerveau, y faisant de terribles ravages… Il faut donc que les traitements appliqués à les détruire puissent également pénétrer cet espace pourtant conçu pour être inviolable.

Le Docteur R. me rejoint dans mon analyse, et nous décidons de recommencer deux cures successives incluant les médicaments pris au tout début du traitement. Et même, nous prolongerons la cure d'un des antibiotiques durant tout l'été : pour la première fois, je subirai le même traitement durant trois mois, par cures de 15 jours.

Sur le plan quantique, j'allège les séances de Magnetic Pulser, et pose pour un temps l'Ozonator. Dès que possible, je reprends les séances de Silver Pulser. Sur le plan naturopathique, je continue à prendre soin de moi avec tous les compléments alimentaires et un mode d'alimentation toujours très rigoureux – et bien savoureux toutefois !

Sans oublier un drainage du foie et des reins avec du **jus de bouleau** ou des **décoctions de bardane**.

SEPTEMBRE 2011

Je vais très bien. Mon cerveau fonctionne à nouveau correctement, même si j'ai encore des difficultés pour écrire et de très légères illusions sensorielles. Mon pied me gène beaucoup moins. Les douleurs musculaires perdent du terrain ; les douleurs pelviennes aussi. Je n'utilise plus le « Mag' Pulser » qu'une semaine par mois, en entretien.

Pour mon plus grand plaisir j'ai pu, durant l'été, faire à nouveau quelques petites sorties dans les Pyrénées. Jamais je n'aurais osé imaginer, il y a trois ans, pouvoir à nouveau savourer le plaisir de ces randonnées qui, de ruisseaux en buissons de myrtilles, vous mènent vers ces miroirs purs et glacés que sont les lacs de haute montagne. Quelle récompense après tant d'années de souffrances ! Le Docteur R. est ravi. Et moi donc ! Nous décidons de poursuivre la cure du mois de juin, pour trois nouveaux mois encore : la chasse aux bactéries et autres miasmes ne cessera pas, elle est sans pitié, elle est terrible !

Sur le plan des traitements naturopathique et quantique, peu de changement. Je débute **par** ailleurs une cure de « **Régulat** », un complexe enzymatique particulièrement intéressant car il agit sur le syndrome d'intestin poreux et l'acidose tout en compensant les carences enzymatiques dont je souffre à cause de la maladie. J'en ressentirai les très nets bénéfices une quinzaine de jours plus tard. Mes lectures sur ce complément alimentaire, ajoutées à ma propre expérience, me laissent à penser que nous avons, avec ce complexe enzymatique, une arme supplémentaire extrêmement efficace contre la maladie de Lyme.

Enfin, j'envisage quelques modifications à ma protection gastrique et hépatique, et introduirai au cours des mois suivants le « **Résium** » et le « **Livoguard** », deux produits phytothérapeutiques puissants.

Bilan oligoéléments et métaux lourds

Afin de pouvoir affiner encore mes soins, j'ai fait réaliser au **laboratoire Bionaly** en Belgique (lire page 219), un bilan pour en savoir un peu plus sur mon statut en oligoéléments et les métaux lourds se trouvant potentiellement dans mon organisme. Les oligoéléments sont les catalyseurs des fonctions biologiques de l'organisme : sans eux, pas de fonction, et donc pas de vie ! Quant au mercure, c'est un « squatteur » : outre les terribles dégradations qu'il génère dans le cerveau, le foie, les reins, les intestins, il prend également la place normalement réservée dans nos cellules aux nutriments ingérés, aux oligoéléments, empêchant ces derniers de jouer leur rôle dans l'organisme. Le contact avec le directeur du laboratoire belge est des plus savoureux et passionnants : humour belge et professionnalisme obligent !

Un mois plus tard, les résultats reçus indiquent clairement des carences majeures en certains oligoéléments (manganèse, silice, cobalt, sélénium, zinc...) et un taux de contamination au mercure encore important. Sur les deux plans, il va falloir que je m'améliore ! Nous allons donc reminéraliser, et essayer de mieux détoxifier. Ce dernier point devient d'ailleurs maintenant une de mes priorités.

DÉCEMBRE 2011

Cela fait 14 mois déjà que nous nous battons contre la borréliose de Lyme. Quel chemin parcouru ! Que de progrès accomplis ! Nous faisons le point avec le Docteur R. Il ne reste plus que cinq symptômes encore présents sur cette liste initiale que nous avions dressée un an plus tôt... Et je ne souffre pour ainsi dire plus. Les douleurs pelviennes ont totalement disparu. Les douleurs musculaires resurgissent parfois de manière hiératique, mais je sais maintenant bien les calmer. Nous allons, pour cette fin de l'année, mettre en place une toute nouvelle cure. Sans Flagyl ®, pour la première fois depuis des mois.

Collyre toxique ?

Les soins se passeront de manière bien différente et bien surprenante par rapport à ces derniers mois. En effet, de nombreux symptômes ressurgissent assez violemment, et la fatigue revient au galop. Cependant, je ne sais pas faire la part des choses entre la cure administrée – et donc une éventuelle crise d'Herxheimer, ce à quoi je ne crois que très peu – et un traitement que je prends de manière connexe pour un soin ophtalmique. En effet, début décembre, je me suis fait opérer d'une cataracte secondaire de l'œil droit. Le collyre qui m'a été prescrit après l'opération contient une quantité importante d'éthyle de mercure : je m'en aperçois hélas trop tard ! Celui-ci, distillé dans l'œil opéré, est forcément ingéré et très rapidement diffusé par le sang dans l'organisme.

Dans mon cas, c'est une accumulation supplémentaire à un taux déjà trop élevé de cet élément destructeur dans mon organisme, qui me semble poser problème : mes troubles accrus ce mois-ci ne seraient-ils pas une réponse physiologique due à l'absorption de ce poison ? J'en ai l'intime conviction, même si je ne peux le prouver.

Je m'en veux : la peste soit de ce maudit élément, si facilement introduit dans tout et n'importe quoi ! Comment, alors que le monde entier s'alarme de l'effet dévastateur des métaux lourds et notamment du mercure, peut-on continuer à polluer la vie des gens sur Terre ? A-t-on délibérément envie de les précipiter dans le gouffre au bord duquel on les a déjà rassemblés, en bons moutons qu'ils sont, déjà condamnés par les puissances mondiales ?

Mais, comme en avion, je me dis que j'ai « passé la balise » qu'il fallait survoler : on ne peut réécrire le passé, et, me dirigeant vers l'approche finale et pour finir la mission, il me faut continuer et développer une nouvelle stratégie en fonction des nouveaux éléments actuels et à venir.

Je lis et relis le document que le directeur du laboratoire Bionaly m'a tout récemment adressé et qui concerne les métaux lourds : oui, j'ai vraiment le sentiment que ma rechute est due au collyre utilisé. Je vais donc faire réévaluer mon taux de mercure sanguin. Et, sans doute, définir une nouvelle stratégie de détoxification. Parallèlement il me faudra faire, avec le Docteur R. – et comme chaque mois depuis un an déjà – un point sur mon niveau d'infection à la borréliose de Lyme.

A l'analyse de tous les éléments de ce mois de décembre, je décide d'arrêter momentanément la prise d'argent colloïdal : je ne garderai le Silver Pulser que pour la potentialisation électrique de mes cellules. Par ailleurs, je débute une nouvelle cure de « Régulat ». Enfin je reprends de manière plus intensive les Lightworks et Magnetic Pulser. Et je bois de l'eau ozonifiée tous les jours.

Solutions de désintoxication

Mes dernières recherches, les échanges fréquents avec Vincent, mes formations et nouveaux apprentissages, mes lectures et rencontres sont un enrichissement quotidien. Mon ami anesthésiste, rencontré à Paris vers la mi-décembre, me consacre à nouveau quelques heures de son précieux temps. Nous échangeons sur nos dernières trouvailles. Je lui ai fait part de mes préoccupations en ce qui concernait ma contamination au mercure. Et bien sûr, avec son dévouement et sa gentillesse infinie, il m'a, avec son immense modestie et toute l'attention dont il ne se dépare jamais, préparé un nouveau dossier sur le sujet. Un jour de la mi-décembre, nous lisons ensemble, la tête penchée et assis comme des écoliers sur un rebord de fauteuil, les feuillets écrits en anglais qui proposent de nouvelles solutions naturelles de désintoxication – à base de pectine de citron modifiée – solutions encore peu répandues hors des Etats-Unis. Nous envisageons de les essayer. Car mon ami médecin est lui aussi concerné. Dans mon for intérieur, je me dis que j'ai vraiment beaucoup, beaucoup de chance d'avoir un jour rencontré Vincent…

Magie du temps qui passe, transformant silencieusement nos actions et espoirs en une lente alchimie de Vie ! Fin janvier 2012, après la mise en place du nouveau traitement de chélation des métaux lourds (Pectasol ®, pectine de citron modifiée) et la suppression des champs électromagnétiques nuisibles dans mon environnement (WiFi, téléphones sans fil, téléphone portable), je suis l'objet d'une violente poussée... de guérison ! Je vais bien, tellement bien ! Chaque seconde de chaque journée est un moment d'extase fondant en moi telle une liqueur suave, moment que je n'ose encore prendre pour acquis mais qui me laisse à penser que, vraiment, mon voyage touche à sa fin.

L'année 2012 s'annonce sous un soleil radieux. Sur le chemin de la guérison, il reste encore de nombreux pas à faire. Les premiers ont été les plus difficiles mais sont déjà loin derrière moi.

CHAPITRE 3

LE CARNET DE BORD DE MON FILS

Dès que la sérologie de mon fils nous est revenue du laboratoire de Madame Schaller et que nous avons eu confirmation de sa séropositivité à la borréliose de Lyme, nous avons mis en place le **traitement naturopathique** que j'avais moi-même débuté en octobre 2010, **à base d'argent colloïdal et de compléments alimentaires**. Nous avons fait en janvier 2011 un point avec le Docteur R. Les co-infections ont été recherchées et trouvées. Mais compte tenu de sa maladie rénale, nous avons décidé qu'il ne suivrait pas ce traitement long et lourd, par cures, que je commençais alors moi-même à prendre.

Mon fils n'a donc bénéficié d'aucun traitement médicamenteux. Il a suivi et suit encore uniquement les traitements naturopathique et **quantique** que j'applique pour moi-même, hormis les compléments d'oméga-3 EPA/DHA, et l'eau « ozonifiée » par l'Ozonator de Sota Instruments.

Le traitement a commencé par la prise d'argent colloïdal à haute dose, comme le suggère le Dr Eric Rentz. Dès le deuxième jour, ce traitement est modulé : il ira decrescendo jusqu'à ne plus prendre que 30 ml d'argent par jour, tout en continuant à mettre les gouttes dans les yeux et le nez. Pour des raisons techniques évidentes, nous ne pouvons envisager, comme le suggère le Dr Eric Rentz, de finir ce traitement initial par des perfusions d'argent colloïdal ; aussi nous contenterons-nous de prises par voie orale.

Parallèlement, mon fils utilise le Silver Pulser quotidiennement, en moyenne deux heures par jour : n'ayant pas de traitement allopathique, il n'a pas de réserve à adopter quant à l'utilisation de cet appareil, sauf à gérer la prise de ses compléments alimentaires à distance des moments où il « pulse ». L'argent à 23 ppm sera alternativement remplacé pour 1/3 par l'argent à 5 ppm que nous fabriquons.

Les compléments alimentaires sont pris au cours de la journée, en fonction des heures de repas et des heures d'utilisation du Silver Pulser. Durant l'année, la prise de certains compléments sera arrêtée, et remplacée par d'autres, en fonction des résultats attendus et obtenus. Enfin, l'utilisation du Lightworks, comme pour moi, se fera sur différentes zones du corps, mais avec une attention particulière dirigée sur la plante de pieds en raison de la présence à cet endroit de problèmes dermatologiques qui l'empoisonnaient depuis longtemps (lire plus loin).

INCROYABLE MAIS VRAI !

Très rapidement, sa vitalité et son humeur ont changé : au fil du temps mon fils a retrouvé une énergie et un optimisme qui l'avaient abandonné depuis bien longtemps. Lui, d'habitude si solitaire et distrait, peu organisé et constamment fatigué, s'est trouvé fort aise de socialiser enfin, même si ce n'est que timidement dans un premier temps. Ses nombreux problèmes dermatologiques ont été réglés rapidement. En quelques mois, ses douleurs articulaires aux épaules, genoux et hanches, l'ont quitté de telle manière qu'il a pu reprendre la natation, activité qu'il avait abandonnée depuis des années. Il en fut de même pour le vélo, qu'il a pu à nouveau utiliser dès le début de l'été 2011 pour se déplacer.

De plus, l'ensemble du traitement, associé à l'utilisation durant cinq mois du Lightworks à raison de trois séances hebdomadaires, spécifiquement sur la plante de ses pieds, nous a permis de venir à bout d'immenses plaques de verrues en mosaïques incrustées de verrues profondes : ni les médecins, ni les dermatologues, ni les magnétiseurs, ni personne n'avait pu, en dix ans, en venir à bout...

Afin d'affiner encore son traitement global, nous avons prévu prochainement de faire également réaliser un bilan complet des oligoéléments et des métaux lourds.

DES RÉSULTATS ENCOURAGEANTS... ET LE COMBAT CONTINUE

Les derniers résultats de détection de la borréliose de Lyme, réalisés en décembre 2011, montrent un « score » (un indicateur de niveau de contamination) qui, en un an de traitement alternatif et quantique, est passé de 14 à 1. En confrontant ces résultats à l'état « clinique » du jeune homme (état général et symptômes), l'on **pourrait** estimer que celui-ci est « guéri ». Néanmoins, nous devons aussi considérer un possible résultat « faussement négatif » ; il faudra donc revalider celui-ci dans quelques temps par un autre examen, et surveiller son état de santé.

S'il est donc assez probable que mon fils n'ait à ce jour pas encore guéri, les progrès obtenus en un an sont tout aussi encourageants que les miens. Nos choix thérapeutiques ont, au final, été différents. Lourds, pour moi, ils sont le fruit de mes réflexions et échanges avec les thérapeutes, et ciblés sur une maladie très invalidante et très ancienne. Pour mon fils, plus jeune, moins touché par la maladie et depuis moins longtemps, l'option thérapeutique que nous avons retenue nous a semblé être la meilleure.

Pour l'un comme pour l'autre, nous savons cependant qu'il ne faut pas encore poser les armes. L'idée étant que celles-ci, si elles doivent faire partie de notre vie sur du long terme, ne soient si possible pas trop chimiques c'est-à-dire aussi naturelles et sans danger que possible.

D'une manière plus générale et sans aucun doute plus conventionnelle, les travaux et propositions de soins du groupe Chronimed, leur approche tout à fait novatrice et les résultats irréfutables qu'ils obtiennent sur un nombre désormais croissant de patients, démontrent qu'au delà des erreurs du passé et du manque actuel de connaissance sur la borréliose de Lyme, les solutions thérapeutiques existent et vont enfin permettre à des milliers de personnes en souffrance de mettre fin leur calvaire.

PARTIE IV

LE VOYAGE DU SAVOIR

Le moyen d'être cru est de rendre la vérité incroyable.

NAPOLÉON BONAPARTE

CHAPITRE 1

RATTRAPER LES ANNÉES PERDUES

Deux malades : mon fils et moi. Tous deux atteints chroniquement de la maladie de Lyme, et ce, très certainement depuis la naissance.

De la tête aux pieds, j'ai été littéralement « dévorée », toute ma vie durant, par les spirochètes et leurs compagnes, les co-infections. Mes os ont été infiltrés, ce qui explique pourquoi tous me faisaient mal et certains se déformaient. Mes cartilages ont été infiltrés, ce qui explique leur caractère si douloureux, leur ramollissement, ainsi que la sensation de « fragilité » au niveau des articulations – quand je ne me déboitais pas, purement et simplement, l'une d'elles. Mes ligaments ont été infiltrés, d'où les douleurs ligamentaires dans tous le corps. Mes muqueuses ont été infiltrées, d'où, entre autres, les douleurs pelviennes, ces dernières étant renforcées par les douleurs liées aux inflammations ligamentaires. Mes poumons ont également été pris, me brûlant interminablement à chaque hiver. Tout mon système nerveux a été atteint, ce qui explique les douleurs et les dysfonctionnements musculaires, les vertiges, les illusions sensorielles, les troubles de la vision, de la mémoire, de la parole, les acouphènes. Mon cœur a lui aussi été touché, jusqu'à présenter de violentes et soudaines accélérations cardiaques (tachycardies) alternant avec des ralentissements non moins soudains (bradycardies) et de bien inquiétants tremblements musculaires (fasciculations). Et puis mon foie, mes intestins, mes reins… Tous les tissus mous ont subi l'emprise des spirochètes.

ET LE GENOU, AU FAIT ?

Mais oui, le genou !? Eh bien, après analyse, j'ai finalement eu des éléments de réponse probants : car outre l'extrême fragilité induite par la borréliose de Lyme, cette dernière est aussi responsable d'une baisse drastique des capacités régénératives innées. En effet, au moindre incident, les bactéries génèrent une inflammation exacerbée dans la partie abîmée, compliquant la situation à l'infini.

J'ai pu valider cette hypothèse au début de mes soins « intensifs », en janvier 2011, m'étant entre autres un jour pincé un doigt dans une porte. Oh, rien de très grave en soi. Mais ce simple bobo a dégénéré en une phalange complètement enflée et de couleur violet-noire pendant des mois ! Pourtant, j'étais alors sous traitement de choc contre la maladie de Lyme. Six mois plus tard, cette histoire n'était toujours pas complètement terminée, preuve supplémentaire, s'il en était besoin, de la puissance et de la résilience de ces bactéries.

C'est encore cette infection « longue durée » qui a généré l'impossibilité partielle de déglutir, car les muscles dont dépendait cette fonction ne se trouvaient plus en mesure de l'assurer convenablement.

Cette infestation a aussi été à l'origine de bien curieux tremblements, comme si j'avais la maladie de Parkinson. Et elle encore, qui a été la cause de symptômes évoquant une sclérose en plaques. Sans oublier la fatigue chronique, conséquence bien normale de ce vampirisme vorace auquel se sont livrés bactéries et parasites de toutes sortes. Enfin, je ne décrirai pas d'autres symptômes que je n'osais même plus mentionner auprès des médecins, de peur qu'ils ne me fassent enfermer... D'autres malades ont eu le courage d'en faire part, bravant les regards critiques des docteurs : on ne les a jamais crus, les prenant pour des fous au dernier degré.

ENFIN UN SENS À MES DOULEURS PASSÉES

Tout ce temps de recherche, de réflexion, d'analyse, d'apprentissage n'aura pas été vain. Il aura fallu dix ans pour trouver une réponse et identifier la maladie de mon fils ainsi que la mienne. Dix ans pour dénicher les savoirs.

Dix ans ? Mais au fait, ces terribles vertiges survenus sans raison apparente en janvier 2000, ce manège incessant dans ma tête ?... Huit mois d'invalidité, en écho à la ronde elle aussi incessante des docteurs qui, tels les Diafoirus de Molière dans leur danse infernale et savante, s'essayaient de leur mieux à chercher ce qui m'anéantissait. Mais ils ne trouvaient rien. Rien qui puisse expliquer mon état. Et toutes ces douleurs qui ont suivi, année après année, douleurs soutenues par des vertiges récidivants... Mais on ne trouvait toujours aucune explication à tout cela.

Mais au fait, non, il y a déjà vingt ans, mais non, bien plus encore, qu'apparaissaient chez moi les premiers symptômes de la borréliose de Lyme ! Car en effet, à bien y réfléchir, aussi loin que je puisse remonter dans ma mémoire d'enfant, je comprends aujourd'hui que les quelques symptômes dont je souffrais (oh, bien sûr, beaucoup moins nombreux que ceux qui m'ont accablée ces dernières années) et sur lesquels mon père, docteur en médecine, se penchait déjà, étaient ceux de la borréliose. Avec toute la tendresse du père et l'attention du médecin, il avait – il y a bien longtemps de cela maintenant – essayé de comprendre et de soulager les dysfonctionnements de mon organisme.

Mais s'il avait pour lui ses connaissances, son intuition et son expérience, les moyens de l'époque restaient limités. Sans compter qu'en ce temps-là, dans les années cinquante et soixante, la borréliose était tout simplement inconnue en tant que telle. Les moyens d'investigation n'étant pas aussi poussés qu'aujourd'hui, il n'avait donc probablement aucune chance de pouvoir trouver les réponses à ses questions – et moins encore de pouvoir élaborer une étude et un remède. En revanche, il m'aura impressionné par son immense capacité de travail, d'écoute et d'analyse, sa disponibilité et sa pugnacité. Inconsciemment, j'ai ainsi hérité d'un legs humain inestimable, fruit oublié d'un temps pourtant pas si lointain où seuls l'écoute du patient, l'analyse, la clinique et l'investissement de soi en tant que praticien permettaient de faire des miracles.

CHAPITRE 2

MÉDECINE DU PASSÉ, DU PRÉSENT ET DE L'AVENIR

À L'ÉPOQUE OÙ MON PÈRE EXERÇAIT SA PROFESSION, LES qualités humaines faisaient la force d'un médecin ; et les remèdes simples mais éprouvés, associés à l'écoute et au simple bon sens, permettaient toujours de soigner quantité de maux.

Entre temps, la médecine a considérablement évolué, faisant des bonds sidérants en l'espace de quelques décennies. Paradoxalement, c'est aujourd'hui, alors que la médecine a tant mûri, que les choses se sont compliquées au-delà de toute logique pour ceux dont elle a la charge. Mon combat, je l'ai d'abord mené contre ceux-là même qui venaient à moi en chatoyantes livrées aux couleurs alliées... Il m'aura fallu faire face aux affirmations et certitudes absolues de dizaines de docteurs rencontrés, à leur incompréhension, à leur refus d'admettre de potentielles erreurs et à leur ignorance dans certains domaines, à leur peu d'investissement dans la recherche de l'identification de la maladie. Ce fut exténuant. Déroutant, et souvent, démoralisant.

De même, il aura fallu dix ans pour rencontrer des médecins ayant une vraie démarche scientifique et humaine, ouverts, chaleureux et à l'écoute du patient ; et surtout prêts à bousculer gentiment mais fermement les idées reçues. Ces médecins s'intéressent de près, eux aussi, à la médecine quantique et intégrative. Car loin de la refuser, ils ont appris et compris qu'on ne peut plus, aujourd'hui, réfuter purement et simplement une approche holistique de la vie.

ALLIER SAVOIRS ANCESTRAUX ET OUTILS MODERNES

Parmi les docteurs rencontrés au cours de mon voyage vers la guérison il en est un qui, à l'instar de mon père, m'a confié des connaissances venant d'un passé que l'on a bien malheureusement relégué à l'antéchrist. Lors de ma toute dernière visite amicale chez lui, le Docteur Chaumier m'a révélé que lui-même, alors enfant, avait été traité avec succès et pendant un an, pour ses affections respiratoires, par de l'argent colloïdal. Ce n'était pas la première fois qu'il me parlait de la « médecine d'avant », me montrant toutes sortes de livres et décrivant des thérapies oubliés. Tout en m'écoutant donc lui exposer le fruit de mes dernières recherches, il se mit à écrire sur son bloc d'ordonnances, un sourire au coin des lèvres et le regard malicieux. Ce qu'il écrivait, c'était les éléments d'une préparation magistrale à base d'écorce d'orange amère et d'argent colloïdal qui servait à soigner des maladies gastro-intestinales provoquées par la bactérie *Helicobacter pylori*. Son feuillet d'ordonnance qu'il me tendit, déclinant la composition de la potion, c'était avant tout la transmission d'un savoir oublié, savoir qui avait fait partie de sa vie et qu'il me tendait fièrement, avec toute son amitié. Marque de confiance et d'estime qui m'ont bouleversée…

Deux heures plus tard, sur le pas de la porte de son cabinet, il devait me serrer longuement la main en me disant ces mots qui m'ont profondément émue : « Merci de m'avoir apporté toutes ces informations. Mettez-les au clair de façon plus synthétique, et envoyez-moi votre résumé. Je redécouvre la médecine : il était temps ! ».

Le silence qui s'en suivit vibrait de mille paroles tues, et leur écho retentissait d'une empathie réciproque, d'un amour profond et partagé de l'être humain.

Par son approche novatrice, les travaux réalisés en France par Chronimed s'inscrivent dans une démarche qui dénote de cette ouverture d'esprit et de cette volonté de relever des défis propres aux grands découvreurs de toutes les époques. Soutenus par d'éminentes personnalités du monde médical (Professeur Luc Montagnier, Professeur Christian Perronne, Docteur Richard Horowitz), ces médecins avancent dans leurs recherches et la mise au point d'un nouveau mode de soin adapté à chaque malade. Cette embarcation sur laquelle ils naviguent, bien souvent malmenée par les inévitables écueils rencontrés aux cours des longs voyages, n'a cependant plus rien du frêle esquif, et n'est plus loin d'arriver à bon port. Sur la jetée se presse une foule sans cesse croissante. Si certains ne sont que des curieux, d'autres visages, hagards, voient enfin danser la lumière d'un espoir. Ces innombrables fanaux sauront sans nul doute guider ces aventuriers des temps modernes au bout de leur aventure : et nul doute qu'alors, leur arrivée fera du bruit.

S'ORGANISER, COLLABORER ET LUTTER POUR SOIGNER... MIEUX

Aujourd'hui, il s'impose comme une évidence que nombre d'acteurs du monde de la santé ont eux aussi pris conscience de l'urgence de trouver des solutions pour soulager ceux qui souffrent de la maladies de Lyme : les sciences physiques et les thérapies nouvelles et émergeantes, les nouvelles approches thérapeutiques comme les anciennes pratiques oubliées ou reléguées au fond des placards poussiéreux des médecins d'une autre époque, sont vouées à s'associer, à se compléter.

Ce faisant, et en secouant par là même le joug limoneux déposé par la vague pharmaceutique des laboratoires depuis maintenant soixante-dix ans, patients comme médecins deviendront enfin les acteurs citoyens du changement indiscutable qui attend la médecine conventionnelle, et qui permettra de se soigner efficacement pour un coût moindre.

Une fois encore, il nous faut absolument envisager, pour nous soigner, de considérer toutes les thérapies possibles, qu'elles soient conventionnelles ou non, oubliées dans notre passé ou déjà dans le futur.

Que ce soit pour la maladie de Lyme ou pour toute autre maladie, il apparaît désormais urgent de mettre en place une réelle collaboration multidisciplinaire entre docteurs en médecine conventionnels, chercheurs et praticiens en thérapies alternatives et énergétiques. L'objectif est de générer une synergie de compétences conduisant à déterminer une méthode de traitement à la fois efficace et adaptée à chaque patient. Car il est n'est pas possible de réellement soigner une personne sans considérer sa particularité intrinsèque. Gageons que cette « médecine holistique et intégrative » qui approche à grands pas constituera la médecine de pointe de demain, capable non seulement de mieux soigner les malades mais également de les soigner à un coût moins lourd pour la communauté[1].

Dans un système où le budget colossal de la Sécurité Sociale explose pour ne produire qu'un bilan chroniquement déficitaire, certains points cruciaux doivent être totalement intégrés pour pouvoir aller enfin de l'avant. Parmi eux, l'éducation, l'information et l'implication de chacun sont nécessaires à l'évolution de nos modes de soins vers une médecine qui placera de nouveau l'être humain au centre de ses préoccupations. Alors, il sera possible de se soigner comme il le faut et au juste coût.

La maladie de Lyme a pour l'instant de bien beaux jours devant elle. Ses modes d'infestation, de transmission et de dissimulation en font un modèle de développement durable. Les difficultés techniques face à sa détection puis à son éradication, sans parler de l'état de relative ignorance entretenue vis-à-vis d'elle, font actuellement

---

1 Dr Dominique Rueff, *Mieux que guérir*. Editions Josette Lyon, 2011.

la part belle à ce terrible fléau. Car il s'agit bien d'un mal sinistre, redoutable, dont on aurait tort de sous-estimer la portée et les dégâts.

DEVENIR ACTEUR DE SA SANTÉ : UNE URGENCE

Lutter contre la maladie implique une véritable élévation des mentalités, à commencer par la volonté pour le patient d'assumer conjointement sa part de travail dans l'apprentissage de ce qu'est la santé, ainsi que sa part de responsabilité. Il faut, me semble-t-il, encore rappeler que chacun d'entre nous est ultimement responsable et décisionnaire de sa santé. Ceux qui souhaiteraient se tourner vers des médecines alternatives ou intégratives doivent avoir le droit à cette liberté.

Enfin, le facteur humain, une fois de plus, est dans toute cette démarche à placer au premier plan. Car il ne dépend que de chacun d'entre nous d'atteindre ses objectifs. Si les événements extérieurs ont un indiscutable impact sur nos chemins de vie, chacun d'entre nous demeure néanmoins l'auteur de la sienne.

CHAPITRE 3

UNE HISTOIRE BANALE

CETTE HISTOIRE QUI EST LA MIENNE, VOUS AURA PEUT-ÊTRE parue troublante. Ou choquante, ou terrible, ou tout simplement dérangeante... Sachez cependant qu'elle est somme toute très banale : tous ceux qui ont la maladie de Lyme ont peu ou prou vécu le même épouvantable parcours.

Pour un nombre impressionnant d'entre eux, leur histoire est en fait bien pire que la mienne. Je pense à Véronique, ses filles, son gendre, Joël, Marie-Antoinette, Romain, Yoann, Marine et tant d'autres. Certains ont accepté de témoigner ; vous trouverez le récit de leurs histoires à la fin de cet ouvrage, page 197. D'autres n'ont pas encore trouvé la force d'ouvrir la bonne porte. Espérons que ce livre les y aidera.

Quoi qu'il en soit, tous ont été confrontés à de méprisantes affirmations assenées par certains de leurs médecins, lesquels se révoltent contre ces patients qui essayent, par leurs questions, leurs suppositions et leurs suggestions, de pénétrer un domaine sacré qui ne leur appartient pas. Nombreux sont ceux qui ont été traités pour des maladies qu'ils n'avaient pas, voire, opérés pour rien. Leurs médecins les ont majoritairement envoyés à un moment ou un autre chez le psychiatre, pour cause de symptômes relevant de l'inimaginable... sauf dans un esprit détraqué. Ces personnes ont été – et sont encore, bien souvent – rejetées et critiquées par un personnel de santé qui se refuse à envisager d'autres possibles que ceux découlant de leurs manuels et parfois malheureusement, de leur ignorance. Des spécialistes de l'écoute qui, en définitive, trahissent la confiance que leurs patients placent en eux en choisissant, car c'est plus simple, de ne pas croire. Pourquoi un tel obscurantisme, volontaire, forcené ? Par absence de preuves ? Ou absence de recherches, de curiosité, de volonté de s'informer, de capacité à s'adapter et de volonté d'aider les malades en détresse ? Ah ! Le savoir : il est si facile d'affirmer que ce que l'on ne connaît pas n'existe pas !

Ces erreurs, ces refus, ces incompréhensions, il n'est plus possible de s'en accommoder.

EPILOGUE

It is not the function of our Government to keep the citizen from falling into error, it is the function of the citizen to keep the Government from falling into error.
(Il n'appartient pas à notre gouvernement d'empêcher le citoyen de se tromper, il appartient au citoyen d'empêcher le gouvernement de se tromper)

Robert Houghwout Jackson,
Procureur en chef au procès de Nuremberg en 1945 et 1946

Dans un avion, lorsqu'il y a une panne, il n'est pas envisageable d'éteindre l'écran sur lequel s'affiche le titre de la panne et la procédure de traitement. Cette démarche serait suicidaire. Bien au contraire, l'équipage va en tout premier lieu devoir valider l'information qui apparaît dans son évidence première, s'appliquer à rechercher les systèmes incriminés dans cet événement, dérouler les procédures de traitement de panne en vérifiant par tous les moyens qu'il ne se trompe pas, vérifier encore que ce traitement est justifié et cohérent. S'y ajoutent alors le facteur « temps » et son imposante pression. Il n'y a jamais de certitudes, et les décisions se prennent de manière collégiale, après bilan de la situation, afin d'éviter au maximum les erreurs.

Même s'il est admis que l'on commet en moyenne deux erreurs par heure, il y a fort à parier que celui qui en commettra une alors se verra, en toute logique, immédiatement corrigé, rattrapé, par un autre membre de l'équipage. Car c'est ainsi qu'une équipe fonctionne : plusieurs esprits, plusieurs corps, tendus d'une seule et même âme vers un même objectif, mener la mission à bien, sans qu'il n'y ait de pertes matérielle et humaine. Au sein de ce schéma, l'individu connaît et accepte sa propension à l'erreur ; ce faisant, il se tient prêt à accepter et recueillir le soutien effectif de ses coéquipiers. Cela oblige à rester humble face à une panne.

Y-A-T'IL UN PILOTE DANS L'AVION ?

Ce qui s'applique dans l'aéronautique ne devrait-il pas s'appliquer dans le domaine médical ? Dès qu'il y a la notion de risque et d'erreur, toute action nécessite l'implication d'une équipe. Une décision vitale ne peut être prise par une seule personne, à l'analyse des éléments en sa possession. Or, tous les jours, de nombreux patients se voient administrer, par une seule personne, des ordonnances – donc des ordres de soins – avec une autorité et des certitudes avancées qui ne laissent pas de place au doute, au questionnement, à défaut de la contestation. Lorsqu'il s'agit d'un rhume banal, il n'y a pas grand risque à prendre un traitement ou un autre lorsque ceux-ci sont basiques. Ce ne peut être le cas lorsqu'il s'agit de pathologies complexes, à plus forte raison si elles peinent à être rapidement identifiées avec précision. Par ailleurs, l'examen de chaque patient devrait permettre au médecin de déterminer un protocole de soin valide pour cette seule personne, tenant compte entre autre de sa physiologie propre : combien de médicaments sont-ils en effet administrés quotidiennement, sans vérification du contexte biologique et physiologique du patient ? Aujourd'hui, la médecine conventionnelle ne propose généralement rien dans le sens d'une personnalisation des soins administrés.

A titre de comparaison avec l'aéronautique, si, dans un Airbus 320, en cas de feu moteur et pour résoudre ce problème, on applique la procédure de traitement d'un feu moteur pour un Boeing 777, l'équipage commet une erreur, ni plus ni moins. Et pour cause : une procédure de « traitement de panne » n'est pas valable d'un avion à l'autre.

L'être humain est infiniment plus complexe qu'un avion. Si l'on ne peut appliquer avec succès un même protocole de soin pour deux personnes différentes de par, justement, leurs différences, il y a pire encore : si le patient n'est pas soigné et guéri, on ne peut le laisser seul avec lui-même, dans une totale errance, après lui avoir dit qu'il somatisait… Le poids d'un écueil thérapeutique se doit d'être porté en grande partie par la médecine et de motiver de nouvelles recherches de la part de ses acteurs. Ce n'est qu'à ce prix-là, qu'avec une humilité salvatrice retrouvée, que restera avec certitude et en ligne de mire l'objectif final qu'est la guérison du patient.

GARDER L'ESPOIR ET AGIR, TOUJOURS

La détection et la compréhension de la maladie de Lyme représentent un véritable parcours du combattant. Ce fut vrai pour moi-même, mais c'est vrai aussi pour un nombre aujourd'hui croissant de personnes en France et dans le monde. Sur ce parcours, on rencontre le scepticisme, le dédain, l'agacement, les insultes, le manque d'humilité, les certitudes, les affirmations erronées, les regards arrogants, les traitements inadaptés. Mais aussi, plus rarement, l'écoute attentive, la compréhension et la coopération qui permettent de démêler l'incroyable imbroglio, de mettre enfin des mots sur les maux, et de trouver des thérapies appropriées et personnalisées. Que la Vie est belle : alors que tout peut semble perdu, il y a au final toujours un deus ex machina !

Il me semble néanmoins important de souligner une fois encore le rôle primordial que joue notre comportement individuel dans ce que nous voulons faire de notre Vie. Il est évident que l'on ne progresse vraiment que lorsqu'on est impliqué dans le fait d'atteindre un objectif précis. Comme le dit Eliyahus M. Goldratt[2], l'Homme n'a en effet jamais progressé que pour échapper à son quotidien. Certes, cela demande de l'énergie et des moyens au sens large, et, dans la société actuelle, ces combustibles font souvent cruellement défaut à la plupart d'entre nous.

Si l'Homme ne peut échapper à la condition humaine, il peut en revanche modifier les conditions dans lesquelles il évolue. Encore faut-il qu'il en ait la volonté : ne pas subir, mais agir ! Ainsi, les patients que nous sommes se doivent d'être les acteurs principaux de leurs démarches thérapeutiques. Nous devons, tout autant que notre médecin, être impliqués, pouvoir évaluer régulièrement les progrès accomplis au cours des traitements subis, et pour ce faire nous devons donc aussi apprendre comment fonctionne notre corps, comprendre les interactions entre les médicaments proposés et nos maladies.

APPRENDRE CHAQUE JOUR

C'est par cet apprentissage et la compréhension de notre biologie interne, en poussant chaque jour davantage la connaissance, que nous pourrons parler d'égal à égal avec notre médecin, et mieux nous soigner. L'éducation, une fois encore, a ici un rôle central. Cela demande du temps, mais est ô combien utile et gratifiant! Ainsi éduqués, nous pourrons nous responsabiliser davantage et accepter de prendre quelques risques et décisions qui nous éviteront de nous enraciner dans les salles d'attente surpeuplées des cabinets médicaux et des hôpitaux. Les médecins auront de ce fait également davantage de temps à consacrer à leurs patients de même qu'à leurs recherches et leurs formations personnelles, pour le plus grand bienfait de tous.

---

2 Eliyahus M. Goldratt, *Le but : un processus de progrès permanent.* Association Française de Normalisation (AFNOR), 2002.

D'AUTRES TÉMOIGNAGES

VOICI CINQ TÉMOIGNAGES DE PERSONNES QUE J'AI RENCONTrées à divers moments de mon chemin vers la guérison. Toutes se sont heurtées comme moi à l'incompréhension des médecins (et parfois même de leur entourage) et ont mis beaucoup de temps avant d'être correctement prises en charge.

Ces parcours à la fois singuliers et « banales » illustrent de manière poignante la souffrance qui accompagne ceux dont les maux peinent à être reconnus. Ils soulignent aussi la diversité des formes que peut prendre la maladie de Lyme.

VÉRONIQUE

J'ai 53 ans. Toute ma vie j'ai souffert de constipation, de ballonnements, de maux de ventre très aigus et autres troubles divers. Les médecins me disaient que j'étais trop nerveuse, que je souffrais de colite. J'ai également tout le temps été maigre.

J'ai eu, il y a quelques années, une hépatite A fulminante (mais les médecins ne comprenaient pas pourquoi elle était fulminante). J'ai de la chance d'être sortie vivante de l'hôpital où j'avais été hospitalisée.

Petit à petit je me suis affaiblie ; plus le temps passait, plus la vie devenait difficile pour moi.

Il y a onze ans, j'ai commencé à souffrir au niveau de l'aine, puis de toute la région pelvienne. J'ai été sous morphine. Je souffrais tellement que j'ai perdu huit kilos en dix jours et que j'ai failli perdre la vie car la morphine avait séché mon intestin. S'en est suivi un syndrome occlusif. Je ne pouvais plus m'asseoir, plus dormir, je n'existais plus. Comme les médecins ne comprenaient rien à ce qui m'arrivait, pour eux, le meilleur remède était l'antidépresseur. Et de m'envoyer consulter un psychiatre.

Il y a bientôt trois ans, j'ai commencé à être tellement épuisée que je n'arrivais pas, la nuit, à me tourner dans mon lit ; impossible de monter les escaliers plus d'une fois par jour, impossible de me mettre sous la douche (l'eau pesait des tonnes), impossible de laver mes cheveux, je ne pouvais pas ouvrir ou fermer mes volets, etc. Je vivais seule car mon mari m'avait quittée – il n'en pouvait plus de cette maladie – et mes enfants étaient à l'étranger. Je souffrais terriblement des bras, des jambes ; je n'arrivais même pas à me préparer à manger.

Puis j'ai fait une adénopathie généralisée : des ganglions de la tête aux pieds ! Mon généraliste a eu peur et a fait toutes sortes d'analyses, me parlant même de cancer. Bilan : rien.

Mauvais diagnostics

Face à cela, il a pris rendez-vous pour moi chez un médecin spécialiste en médecine interne, lequel, après divers examens, a conclu qu'il me fallait consulter un psychiatre. Trop forts les spécialistes !

Puis mon corps a continué à subir des dégradations et difficultés supplémentaires. J'ai commencé à souffrir des oreilles comme si j'avais des otites, sans pourtant que cela en soit ; puis j'ai subi une violente inflammation des gencives et des douleurs aux mâchoires telles que je ne pouvais plus manger les aliments qu'en purée.

Puis il y a eu la rhinite aiguë, tellement aiguë que j'ai depuis plusieurs mois des œdèmes dans le nez, les sinus et les oreilles qui perturbent mes trompes d'eustache, entraînant dans leur sillage acouphènes et vertiges.

Ensuite, de violentes brûlures d'estomac sont apparues et ne m'ont plus quittée, au point de ne pas pouvoir boire une gorgée d'eau en dehors des repas. L'œsophage, la gorge et la langue sont hyper-enflammés jusqu'à présenter des ulcères dans la bouche.

L'on comprendra bien que, dans ces conditions, le sommeil est lui aussi très perturbé.

Puis heureusement, il y a quatorze mois, j'ai rencontré une personne qui souffrait elle aussi de symptômes comme les miens (pas tous) ; elle m'a parlé de la maladie de Lyme. J'avais bien réalisé un test Elisa par le passé, mais il avait donné un résultat négatif. Cette personne a insisté pour que je fasse un test Western Blot : celui-ci est revenu très positif. Je la remercie car, sans elle, je serais certainement dans un fauteuil roulant et ne pourrais plus me nourrir ; ma vie serait un supplice.

Grâce à elle, j'ai eu enfin un médecin en face de moi, lequel ne m'a pas dit que je n'avais rien ou qu'il me fallait consulter un psychiatre. Au contraire, il m'a fait faire d'autres examens qui m'ont permis de confirmer que non seulement j'avais la maladie de Lyme, mais aussi des mycoplasmes *pneumoniae*. Il m'a avertie : il faudrait du temps pour que l'on anéantisse toutes ces bactéries qui avaient envahi mon organisme, mais on allait y arriver, et enfin recommencer à vivre.

Ouvrir enfin les yeux

Je prends un traitement médicamenteux depuis dix mois et mon épuisement a diminué. Je peux à nouveau préparer à manger, ouvrir et fermer mes volets par exemple. Je ne peux pas conduire, je ne peux pour l'instant pas prendre dans les bras ma petite-fille. Mais enfin, une amélioration notable est là, dans mon état général ; et j'ai surtout l'espoir d'aller bien un jour.

Ce que je tiens à souligner ici, c'est que les médecins disent toujours qu'il faut consulter un psychiatre lorsqu'ils ne comprennent pas ce que vous avez. Alors surtout, faites comme moi, ne les écoutez pas : essayez de vous battre pour trouver la solution !

Je n'ai jamais abandonné et me suis toujours battue malgré l'adversité. Car non seulement j'ai été licenciée, mais en plus mes deux enfants ont également été touchés. Un est encore très atteint par la maladie de Lyme et est actuellement soigné (il progresse moins vite que moi), et l'autre a réussi à être soigné à temps, avant que son système immunitaire ne soit trop abîmé.

J'ai souhaité témoigner ici dans le but de vous aider, vous qui me lisez maintenant : vous aider à y croire, et à avoir le courage d'affronter la maladie et votre médecin, afin que ce dernier accepte d'ouvrir les yeux sur la réalité.

LAURELINE

Je m'appelle Laureline, j'ai 30 ans et depuis toujours je suis malade. Je suis l'enfant, puis l'adulte fragile de mon entourage.

Jusqu'à mes 2 ans, j'étais une petite fille qui pleurait toutes les nuits. Plus grande, j'ai eu des pneumonies et une méningite d'origine inconnue. J'ai aussi été à la limite d'une leucémie. Bien sûr, je ne suis pas la seule à avoir subi cela, mais à la différence d'autres, je n'arrivais pas à m'en remettre. J'avais des douleurs partout, j'étais épuisée, même des mois après ces épisodes. Par exemple, il m'était devenu impossible de pouvoir monter des escaliers. J'avais beaucoup de difficulté de concentration et une lenteur dans tout ce que je faisais. J'étais fatiguée physiquement et intellectuellement. J'avais des douleurs articulaires et de nombreux problèmes digestifs : diarrhée, constipation, nausées, vomissements, dégoût pour les aliments, odorat hyper-développé...

Solitude

La famille ne m'apportait aucun soutien, bien au contraire, à l'exception de ma mère, par chance et par amour. Les médecins ne me soutenaient pas davantage. Dans la famille, mon état de santé était devenu habituel : pour eux, j'étais la « douillette », la petite chose en sucre, l'emmerdeuse qui avait toujours un « truc de travers ». Du côté des médecins, une seule origine à tout cela : des problèmes psychologiques dus à des traumatismes, à trop d'amour de la part de ma mère. Selon eux, il fallait me faire « soigner » par les psychiatres car ma mère s'occupait trop de moi. Selon eux, je générais moi-même mes maladies, mes malaises, afin que ma maman s'occupe encore plus de moi. Et dans le même temps, de tout côté, on culpabilisait ma mère, lui disant qu'elle faisait de moi une hypocondriaque car elle m'aimait trop. Quelles bêtises !

A chaque fois, c'était le même scénario : le médecin en avait assez de moi et de mes « faux problèmes » alors j'en trouvais un autre qui finissait par avoir le même comportement.

En grandissant rien ne s'est arrangé. Au contraire. J'avais droit à des propos du genre : « vous êtes une fille, c'est normal d'avoir mal au ventre », « vous grandissez, c'est normal d'avoir des problèmes d'articulations ». Et puis les médecins mettaient toujours tout sur le dos du stress, des études, des amours, des deuils... de la vie, quoi ! Mais alors, pourquoi les autres autour de moi ne sont-ils pas comme moi, me demandais-je constamment ?

Les médecins cherchent des explications psychologiques quand ils ne savent pas ce que vous avez. C'est trop douloureux pour eux, sans doute : ils n'ont aucune humilité face à ce qu'ils ne savent pas, ne connaissent pas, et n'admettent pas.

Dégradation

Au fil du temps, malheureusement rien ne s'est arrangé. Au contraire tout s'est accentué. Sont arrivées des douleurs articulaires, musculaires et tendineuses difficilement supportables. Des crises de nausée jour et nuit. A en être obligée de rester assise des nuits durant, avec des plaques de froid posées sur l'estomac, et ça pendant des semaines. Cela dure maintenant depuis des années.

Il y avait aussi des périodes où je ne pouvais presque plus rien manger. Les douleurs abdominales qui diffusent vers le dos, les jambes ; le buste qui vous fait mal au point de ne plus pouvoir respirer, bouger. Impossible de grossir, il faut donc encore lutter pour maintenir un poids acceptable.

Ce qui amenait bien sûr le psychiatre à penser que j'étais dépressive avec des tendances anorexiques, à ne pas vouloir admettre que ce puisse être autre chose. Pour finalement changer de point de vue, au bout de six mois, et effectivement accepter que je n'étais ni l'une ni l'autre.

A tout ceci se sont ajoutées des insomnies avec des crises d'angoisse qui venaient jour et nuit, à n'importe quel moment ; l'impression de devenir « folle », avec le cerveau qui ne veut jamais s'arrêter, avec des délires, des angoisses incontrôlables. Impossible de se raisonner tout en étant totalement consciente et lucide de cet état.

Cette lucidité que j'avais de la situation m'a d'ailleurs amenée à faire promettre à ma mère et à mon futur mari de ne pas me faire enfermer dans un hôpital psychiatrique si mon état devait empirer.

J'avais aussi des grosses difficultés de concentration et de mémorisation, j'avais l'impression d'être dans le brouillard. Je sentais que quelque chose me rongeait petit à petit, sûrement mais insidieusement. J'ai eu également une appendicite, des ulcères. A chaque fois j'ai mis des mois à m'en remettre, ce qui n'était pas normal.

Je me sentais souvent coupable et désabusée à force qu'on me dise que je n'avais qu'à me bouger, faire du sport, voir des psychiatres. J'étais toujours sur le fil du rasoir, en permanence au maximum de mes capacités. Et pour mon entourage et les médecins, tout cela n'était qu'une preuve de mon côté fragile, du fait que j'étais douillette.

Véritables handicaps

A tous ces symptômes ce sont ajoutés des acouphènes, une rhinite permanente, des douleurs au niveau du crâne, de la nuque, des mâchoires, du pelvis ainsi qu'un épuisement chronique, une impossibilité de m'habiller normalement. Aujourd'hui, je ne peux plus porter de soutien gorge, de vêtement à ma taille car tout ce qui est en contact étroit avec ma peau déclenche des douleurs insupportables. De même il m'est impossible de m'attacher les cheveux.

Ma vie n'est pas normale : aller faire les courses est une vraie épreuve, conduire au delà de quelques kilomètres est impossible, trop de douleurs et de tremblements surviennent alors. Même se laver peut devenir une épreuve. Il m'est parfois impossible de marcher plus de quelques pas par jours. Aller courir : c'est presque impossible. Maintenant que je suis maman à mon tour, m'occuper de ma fille est un défi de tous les jours. Et ce ne sont que des exemples.

Alors je gère ma vie au jour le jour, en étant tout le temps au maximum de mes capacités.

Grâce aux hasards de la vie, j'ai enfin découvert il y a moins d'un an que je souffrais de la maladie de Lyme et d'une atteinte par mycoplasmes *pneumoniae*. J'ai eu du mal à y croire au début : pour moi, je ne souffrais pas de ça! C'était fou, mais pourtant si, c'était bien ça ! Enfin un nom était posé sur mes problèmes de santé !

Je me suis mise à penser que mon entourage serait en conséquence plus compréhensif et plus proche de moi. Mais pas du tout, car pour eux cette maladie n'est pas connue, donc pas importante.

Très contaminée par les bactéries et d'autres microbes, j'ai maintenant commencé les traitements, lesquels sont durs et devront sans doute être suivis pendant des années.

C'est pour cela que je témoigne ici. Pour que les gens comme moi qui souffrent, qui sont incompris, puissent être diagnostiqués et soignés. Pour que l'on ouvre enfin les yeux sur toutes les épreuves et les souffrances que provoquent ces maladies.

Il faut avoir du courage, se battre toujours, ne pas se résigner, ne pas se laisser influencer, ne pas douter, persévérer.

J'ai une petite sœur de 23 ans, Lysiane chez qui on a réalisé un sérodiagnostic. Elle aussi a la maladie de Lyme. Je suis heureuse qu'elle n'ait pas attendu d'avoir 30 ans pour être diagnostiquée et qu'elle n'ait pas à subir tout ce que j'ai subi. Elle aussi est maintenant en soins.

Je remercie ma mère, Véronique, et mon mari, Matthieu, pour leur soutien de toujours et de chaque instant. Sans eux, je ne serais sans doute plus là aujourd'hui. Je remercie ma fille de 3 ans et demi, Abigaël, qui me donne la force de me battre jour après jour. Je remercie Judith d'avoir compris qu'il y avait une origine à mon état de santé, d'avoir insisté auprès de tiers pour que ma mère face les bons tests, ce qui m'a permis par ricochet de les faire également. Tout cela, sans nous connaître directement. Sans elle je ne saurais toujours pas ce que j'ai.

Je la remercie d'avoir écrit ce livre et de m'avoir demandé d'y témoigner.

JOËL

Je souhaite ici témoigner de la maladie de Lyme, puisque j'en suis moi-même atteint, et parler de ce qui m'est arrivé depuis une dizaine d'années.

Tout allait bien.

Un jour de l'année 2001, je me mets tout à coup à souffrir des yeux. Ne plus voir clair – ou presque plus – me rend fébrile. Le médecin consulté diagnostique une uvéite, une inflammation de la cornée accompagnée d'une baisse de l'accuité visuelle.

La seule chose à faire, me dit-on alors, ce sont des piqûres de cortisone qui me calment certes, mais qui n'empêchent pas l'uvéite de revenir.

Vous avez dit « malade » ?

De problèmes en problèmes, je suis amené à consulter un rhumatologue à l'hôpital. Le spécialiste me dit entre autre que mes problèmes oculaires sont en relation avec une maladie dont je souffre aussi appelée « spondylarthrite ankylosante » (SPA). Au fur et à mesure que les années passent, cette maladie me pose de plus en plus de problèmes : difficulté pour marcher, maux de dos terribles – surtout la nuit. C'est à en pleurer comme un gamin tellement je souffre, je peux de moins en moins bouger. Les arrêts maladie se succèdent.

Ma femme – grand merci à elle car elle a connu des jours noirs sans jamais se plaindre – m'aide dans tous les gestes du quotidien : à me lever, à m'habiller, à me laver, à me conduire chez les médecins…

Pour la Sécurité Sociale, je ne suis pas malade, je peux et dois travailler normalement : merci à elle. Merci également aux médecins qui ne veulent pas croire ce que je leur décris, me prenant pour un fabulateur et un fou. Ne pas être entendu, ne pas être accompagné, pire, être renié, c'est très dur de vivre cela.

Je vais chez le rhumatologue tous les mois, subissant toujours le même traitement anti-inflammatoire, la cortisone me soulageant parfois un peu. Bien sûr, avec la prise de tous ces médicaments, je commence à avoir mal à l'estomac, aux intestins, etc.

Traitement toxique

Le mal empirant et étant de plus en plus présent, le médecin rhumatologue me propose un nouveau traitement : l'Humira ®. C'est une injection à faire soi-même dans le ventre tous les quinze jours. Au début du traitement, je le reconnais, cela me fait grand bien. Malheureusement, ça ne dure pas. Au fil des mois, de nouvelles douleurs apparaissent dans les jambes, les genoux, les pieds. Je regarde de plus près ce qu'est l'Humira ® : c'est un véritable poison. Les effets indésirables sont nombreux (j'en ai compté cent vingt sept) et très graves.

Un jour de novembre 2010, je fais la connaissance de Judith Albertat. Je suis dans un état épouvantable, ballotté entre les médecins et l'hôpital. Plié en deux, je ne peux presque plus marcher. Mon cerveau ne fonctionne pas bien non plus, je suis dans le brouillard le plus complet. Elle me conseille de faire faire une prise de sang que l'on envoie à Strasbourg au laboratoire Schaller. Le résultat revient très positif car la maladie de Lyme est très présente et en évolution.

Un rendez-vous avec le Dr R. (que m'indique Judith) est immédiatement pris, et, en février 2011, le traitement commence. J'arrête peu à peu de me traiter avec l'Humira, et à partir de là, je vais beaucoup mieux. Au bout de six mois, je n'ai presque plus mal aux jambes ni mal au dos : quel bonheur !

Cela fait un an que je me soigne contre la maladie de Lyme, mes nombreux autres symptômes ont pratiquement disparus et je vais dans l'ensemble bien, maintenant.

Merci à tous ceux qui m'ont fait retrouver la joie de vivre : Judith, le Dr R. qui me suit tous les mois, et merci à ma femme qui m'a aidé et m'aide encore.

Ces mots écrits ici sont le reflet de ma douleur, mais aujourd'hui, ces mots sont celui de mon bonheur et de MA GUERISON.

MARIE

Juin 1999 : on me retire une partie de ma thyroïde. Cinq mois plus tard, en novembre de la même année, je fais une hémorragie méningée. Personne n'en trouve la cause exacte. On me dit que c'est une conséquence d'un choc émotionnel provoqué par mon licenciement brutal et abusif. Bilan des courses : trois semaines de soins intensifs à l'hôpital Henri Mondor de Créteil, un mois dans une maison de repos et six mois d'arrêt de travail. A cette période là, je pense ne jamais pouvoir retravailler.

Peu de temps après, je fais infection urinaire sur infection urinaire, et l'une d'elle m'amène à être hospitalisée une semaine. Je souffre également d'une pyélonéphrite, d'une sinusite et d'une bronchite chroniques.

En juin 2005, j'ai des difficultés à respirer. On me dit que je souffre d'asthme et on me soigne avec de la cortisone. Moins d'une année après, en mai 2006, on me diagnostique une névralgie faciale. Le neurologue qui me suit demande une recherche de borréliose de Lyme : le test Elisa revient douteux, mais aucune recherche complémentaire n'est effectuée. A la même période, j'ai du psoriasis aux ongles des mains et des mycoses aux pieds.

A la fin de l'année 2010, on découvre que j'ai de l'arthrite à la hanche droite puis à la gauche. Un mois plus tard, suite à un choc émotionnel dans mon travail, je fais une syncope suivie de nombreux malaises vagaux. Je vis un enfer et n'ose plus sortir, craignant le pire. Je fais une dépression et des tachycardies traitées par bêtabloquants. A l'automne 2011, j'ai un chalazion à l'œil (inflammation au niveau de la paupière).

Aujourd'hui

J'ai 67 ans et certains de ces problèmes ne sont plus qu'un mauvais souvenir. Mais d'autres ne m'ont pas quittée : asthme, sinusite, quelques malaises vagaux, tachycardie et chalazion.

Aujourd'hui surtout, je m'interroge : cela fait douze ans au moins que j'ai des problèmes de santé pour le moins étranges, dont l'un d'entre eux (hémorragie méningée) aurait pu être fatal, pourquoi n'en a-t-on pas recherché activement les causes ?

Par l'intermédiaire d'une amie commune, Michèle, j'ai l'occasion de faire la connaissance de Judith. Maintenant thérapeute en naturopathie et auteur de ce livre, atteinte elle-même de la maladie chronique de Lyme, elle va me permettre de trouver une réponse à toutes ces errances médicales et enfin de poser le bon diagnostic en septembre 2011.

Il est difficile de se faire comprendre de son médecin : celui-ci réfute en général le fait qu'il puisse y avoir maladie de Lyme quand le premier test est revenu négatif. Je fais appel à un médecin, le Docteur J., ami de Judith, pour qu'il me prescrive les examens requis pour la détection de la borréliose de Lyme et les sérologies de deux co-infections courantes. J'adresse le prélèvement au laboratoire de Madame Schaller à Strasbourg : la sérologie revient positive. Additionnée de co-infections.

Trouver un médecin : un parcours du combattant

A partir de là, nous cherchons le meilleur choix de traitement à envisager. En septembre 2011, un rendez-vous est pris avec une soi-disant spécialiste, le Docteur B. Deux mois d'attente pour le premier rendez-vous, demande de nombreux examens. Deux mois plus tard, deuxième rendez-vous : nous sommes à la fin janvier, et à nouveau il y a demande de nombreux examens, mais pas de réel traitement de la maladie par le Docteur B.

Quatre mois passent. Je suis effondrée, je souffre maintenant également de douleurs musculaires et pelviennes, et me retrouve à la case départ. La recherche de médecins continue.

Je contacte différents services hospitaliers de maladies infectieuses et tropicales, une seule possibilité pourrait être retenue avec consultation sans rendez-vous. Je consulte par téléphone un excellent médecin, spécialiste de la maladie de Lyme à Valence. L'attente est importante pour avoir un rendez-vous car ce médecin est très sollicité. Habitant en région parisienne, cette option d'aller le consulter si loin me demanderait par ailleurs des frais de déplacement importants et une fatigue supplémentaire que je ne suis pas sûre de pouvoir assumer.

Sur la suggestion de ce dernier médecin, je prends rendez-vous avec le Docteur L. à Paris : dans un état de souffrance extrême, j'ai la chance de pouvoir obtenir, de la part de son secrétariat, un rendez-vous sous 48 heures.

Le bout du tunnel

J'ai le plaisir de rencontrer le Docteur L., très à l'écoute – situation rare de nos jours, hélas ! Mais aussi le plaisir d'attaquer immédiatement un traitement adapté, basé sur une prise d'antibiotique et de produits de phytothérapie, ainsi que des conseils très stricts concernant l'alimentation.

Consultation d'une heure au moins et non d'un quart d'heure, temps habituellement accordé par les généralistes ou spécialistes, déroutés qu'ils sont lorsqu'on prononce le mot « maladie de Lyme ». Ils sont en effet bien prompts à vous rejeter, même s'ils vous suivent depuis des années, vous laissant seul face à leur incapacité d'entendre vos suggestions, vous doutes et vos plaintes.

Je tiens à souligner que le Docteur L. accepte d'être dérangé par téléphone en cas de situation trop douloureuse ou source de questionnement : j'en ai fait l'expérience sans être le moins du monde envoyée sur les roses, preuve que ce type de médecin existe encore !

Maintenant en tout début de traitement, je sais toutefois que le chemin sera long avant d'obtenir une amélioration, voire, la guérison.

Dans cette aventure, la ténacité personnelle, le soutien médical d'un médecin compétent et le soutien psychologique de l'entourage sont indispensables car la route est longue et semée d'embûches de toute sorte.

Je terminerai en remerciant tout particulièrement Judith Albertat de ses conseils, son écoute, son dynamisme et sa joie de vivre qui m'ont permis de sortir de situations très difficiles et douloureuses.

ESTELLE, MAMAN DE SOPHIE

Les problèmes de ma fille ont commencé lorsqu'elle était bébé. Trois jours après l'injection du vaccin BCG, sa peau est devenue toute rouge. Puis, quelques temps après, elle a développé un eczéma. Puis des allergies alimentaires et respiratoires.

A 7 ans, une crampe de l'écrivain touche son bras droit et, quelques mois plus tard, son bras gauche. Les neurologues diagnostiquent une dystonie généralisée (trouble moteur) qui touche ses membres supérieurs et inférieurs et provoque des mouvements involontaires de torsion. En quelques années, elle perd la motricité fine de ses mains et la marche devient de plus en plus difficile. A l'âge de 15 ans, elle est obligée de se déplacer en fauteuil roulant.

A 17 ans, elle subit une stimulation cérébrale profonde. L'électricité, dès le début de la stimulation et trois jours après la pose de deux électrodes au cerveau, lui occasionne des douleurs intolérables dans les bras et les jambes. Ces douleurs sont mises sur le compte du stress par les neurologues. Elle est la seule patiente à avoir ce genre d'effets secondaires sur trois cent personnes opérées.

Plus ça va, moins ça va

Quelques mois de traitement avec cette stimulation électrique, de nombreux réglages et beaucoup de souffrance lui permettent de récupérer l'équilibre et la motricité fine, de marcher à nouveau et d'être plus autonome. La contrepartie, c'est la souffrance qu'occasionne cette électricité, définie par les neurologues comme étant « le syndrome des jambes et des bras sans repos ». La souffrance disparaît lorsque l'on arrête la stimulation ; elle réapparaît à la remise en route du stimulateur et s'intensifie en même temps que l'on augmente les paramètres électriques qui lui permettent de retrouver une plus grande autonomie (marche, motricité fine, manipulation des couverts et même écriture).

Les électrodes stimulent une partie de son cerveau qui ne devrait pas l'être : nous en avons la certitude, à l'instar de certains médecins qui ne sont malheureusement pas ceux qui suivent ma fille. Ces derniers préfèrent mettre tous ces dysfonctionnements inattendus et inconnus pour eux sur le compte... du stress ! En réponse à cette incompréhensible situation, ils ne proposent qu'anti-dépresseurs et anti douleurs, lesquels n'apportent pas de soulagement. Malheureusement, le matériel qui lui a été implanté fait partie d'un protocole d'essai en France, et donc peu de neurologues peuvent intervenir sur le réglage des paramètres, lequel se fait à l'aide d'une console spéciale.

A ce jour, et pour soulager ses douleurs insupportables, le médecin qui suit ma fille dans un centre antidouleur lui prescrit de la morphine, du Rivotril ® (contre l'anxiété et les tensions musculaires) et de l'Artane ® (contre les tremblements), ce qui l'assomme et lui permet de s'endormir vers trois heures du matin. Sinon, elle ne peut s'endormir qu'à six heures, à bout de souffrance, lorsque l'épuisement est plus fort que la douleur, ne faisant cependant pas disparaître celle-ci complètement.

Reprendre goût à la vie

Cela fait un an qu'elle souffre physiquement et moralement. A un degré tel qu'elle a perdu toute confiance envers la médecine, et pire encore, l'envie de vivre...

Au mois de décembre, par un heureux concours de circonstance, j'ai été mise en relation avec Judith Albertat. Très vite, elle m'a permis de diagnostiquer la maladie de Lyme chez ma fille. Un espoir est né ! Un soutien ! Une écoute ! Et une aide précieuse : les coordonnées d'un médecin vraiment spécialisé dans cette maladie. Au bout d'un mois de traitement, des améliorations inespérées sont survenues, sur ses maux de tête, sa concentration, ses maux de ventre, son moral... Les douleurs liées aux stimulations sont toujours présentes mais nous allons avoir l'avis d'une nouvelle équipe de médecins, à la fin du mois de février ; nous espérons qu'ils investigueront dans de nouveaux paramètres qui ne déclencheront pas ces douleurs, tout en lui permettant de garder une autonomie suffisante, voire, de l'améliorer...

Nous ne savons pas encore quel impact auront les traitements antibiotiques sur sa dystonie : il est encore trop tôt pour le dire. Mais les améliorations que l'on constate déjà sur son état général nous donnent beaucoup d'espoir pour l'avenir. Pour la première fois depuis longtemps, dans ce combat quotidien, ma fille croit à nouveau que la vie est possible.

Enfin, face à des troubles avérés, nous avons également effectué une sérologie de la maladie de Lyme pour chacun des membres de notre famille. Les résultats sont là: ma fille n'est pas la seule à être contaminée, nous le sommes aussi. Nous avons la chance de ne pas avoir autant de symptômes qu'elle mais nous savons aujourd'hui que devrons nous soigner nous aussi.

POSTFACE

C'EST UN VRAI PLAISIR POUR MOI D'ÉCRIRE CETTE POSTFACE car l'histoire de la souffrance de Judith fait écho à quelque chose que je connais bien, ici, aux Etats-Unis. Suite à ma formation médicale à l'Université Libre de Bruxelles, je me suis installé au nord de New York afin d'y exercer en médecine interne. A ce moment-là, je n'avais pas réalisé que je m'étais installé dans une des zones des Etats-Unis les plus touchées par la maladie de Lyme.

Durant mes premières années de pratique médicale, certains patients arrivaient à mon cabinet avec une histoire similaire à celle de Judith. D'étranges plaques rouges apparaissaient ici et là sur leur corps. C'était parfois une plaque uniforme s'étendant au fil des jours et des semaines suivantes, mais cela pouvait aussi parfois ressembler à un gros bouton, une sorte d'«œil ». D'autres patients n'avaient pas de plaque rouge mais présentaient alors une maladie affectant de nombreux systèmes, suite à un épisode qui ressemblait à une grippe.

Ils se plaignaient de fatigue, de nuque raide, d'hypersensibilité à la lumière et aux sons, d'acouphènes, de vertiges, de problèmes de mémoire et de concentration, d'insomnie, de douleurs musculaires et articulaires hiératiques et migrantes. D'autres symptômes se présentaient sous la forme de douleurs thoraciques, souffle court, palpitations, fourmillements, sensation d'engourdissement, perte de sensitivité, ou sensations de brûlure ici et là, migrantes elles aussi. Le tout, associé à des symptômes d'ordre psychiatrique, tels que la dépression ou l'anxiété.

Certains de mes patients se souvenaient d'une morsure de tique, mais pas tous. Si leur médecin pouvait reconnaître les signes et symptômes et observer par lui-même la plaque rouge typique, il lui était souvent aisé de diagnostiquer la maladie de Lyme et son classique érythème migrant. On leur administrait alors pendant trois semaines des antibiotiques. Toutefois, si leur médecin n'était pas formé au diagnostic et au traitement de la maladie de Lyme, il leur disait de revenir quelques semaines plus tard pour refaire un examen sanguin ; et que leur plaque rouge était probablement due à la cellulite ou à une morsure d'araignée. Et il les renvoyait alors chez eux car il ne pouvait rien faire de plus pour eux à ce moment-là.

A partir de là, les histoires et les suites cliniques de ces patients étaient dans l'ensemble toujours les mêmes : pour beaucoup d'entre eux, les antibiotiques fonctionnaient bien, l'érythème migrant partait et les symptômes aussi. Mais souvent, au cours des semaines, des mois et des années qui suivaient, leur état de santé s'aggravait.

Ils passaient de médecin en médecin, à la recherche d'une réponse, allant jusqu'à consulter dix ou vingt spécialistes, mais sans jamais trouver la cause de leur maladie.

Pour la fatigue chronique, les douleurs musculaires et articulaires, on les adressait à un rhumatologue. L'examen physique était souvent normal, de même que les examens sanguins. Dans ce cas on leur disait qu'ils souffraient du syndrome de fatigue chronique et de fibromyalgie. Si l'examen sanguin montrait des anticorps antinucléaires (ANA) ou un marqueur rhumatismal, alors on leur disait qu'ils étaient atteints de lupus ou d'arthrite rhumatoïde. On leur donnait des antirhumatismaux ou un alpha-bloquant de nécrose tumorale. Souvent, ces médicaments ne fonctionnaient pas, ou aggravaient leurs symptômes.

Pour leurs symptômes neurologiques, ça se terminait souvent en consultation chez différents neurologues. Comme leur médecin traitant était incapable de trouver la cause de leurs maux de tête, de leurs étourdissements et leurs problèmes de mémorisation et de concentration, on leur disait qu'ils avaient des formes inhabituelles de migraine, de vertige, ou bien un forme de démence et une maladie précoce d'Alzheimer. Les symptômes relatifs aux fourmillements et à l'engourdissement associés à la fatigue chronique étaient mis sur le compte d'une maladie auto-immune telle que la sclérose multiple.

Pour les douleurs thoraciques, les palpitations, le souffle court, on les envoyait chez le cardiologue. Le test d'effort, l'électrocardiogramme et l'enregistrement du Holter étaient fréquemment normaux ; alors on leur disait que c'était sans doute le stress lié à leur mode de vie qui était responsable de leurs symptômes. Si, par hasard, les patients présentaient de la fièvre associée à des crises de sueur, des frissons et une fatigue intense, des douleurs musculaires et articulaires, on les envoyait chez un spécialiste en maladies infectieuses.

Le médecin prescrivait de nombreux examens incluant un test Elisa pour détecter le Lyme, et comme le résultat revenait souvent négatif on leur disait qu'ils n'avaient plus la maladie de Lyme et que le traitement de trois semaines par antibiotiques qu'on leur avait donné était suffisant. Finalement, pour les nouveaux symptômes psychiatriques exacerbés qui s'en suivaient, tels que l'anxiété, la dépression, les TOC, ou les hallucinations, on leur disait que leur maladie, c'était dans la tête. On leur prescrivait alors des anxiolytiques, des antidépresseurs, ou des médicaments antipsychotiques. Ces patients allaient de spécialiste en spécialiste sans que personne ne cherche jamais la cause de leur maladie.

Qu'est-ce que ces patients ont en commun ? Tous ces patients souffraient de la maladie de Lyme chronique, mais les médecins consultés étaient passés à côté du diagnostic. La maladie de Lyme est une grande simulatrice, elle peut imiter n'importe quelle maladie tout comme sa vieille cousine la syphilis, une autre maladie à spirochète.

Les médecins passent à côté de cette maladie parce que les examens sanguins pour la diagnostiquer sont très peu fiables. On apprend à la plupart des médecins, durant leurs études, à faire un protocole de test en deux temps qui commence par un Elisa, et qui est suivi d'un Western Blot seulement si le test Elisa est positif. Malheureusement, le test Elisa est extrêmement peu sensible. La plupart des études scientifiques montrent qu'il a une sensibilité moyenne de 56 %, d'autres études démontrent que cette sensibilité est encore moins bonne.

Dans une récente étude conduite à l'Université John Hopkins, une des écoles de médecine les plus prestigieuses des Etats-Unis, on a démontré que le protocole de test Elisa pour la maladie de Lyme ne permettait même pas de détecter 75 % des patients. Et souvent, le test Western Blot n'est pas meilleur. Il y a une centaine de types de maladie de Lyme aux Etats-Unis, et plus de 300 dans le monde. La plupart des Western Blot ne testent qu'un type à la fois.

De ce fait on se retrouve dans une situation très difficile. La maladie de Lyme est la maladie vectorielle qui se développe de la manière endémique la plus importante dans le monde, elle simule n'importe quel processus de maladie connue en médecine, et les tests de détection ne sont absolument pas fiables. Comment faire face à ce problème ?

J'ai rencontré aux Etats Unis plus de 12 000 patients atteints de la maladie chronique de Lyme durant ces 25 dernières années. Ces patients viennent du monde entier, y compris d'Europe. Si l'on veut trouver une réponse pour eux, il faut se dire que le point le plus important à considérer avant toute autre chose, c'est le vrai diagnostic clinique. Le CDC (*Center for Disease Control* : organisme d'évaluation des maladies) aux Etats-Unis a conclu que le test Elisa pouvait servir et être utilisé par les organismes de santé dans les cas d'épidémies de Lyme touchant une importante part de la population, précisant que le diagnostic devait avant tout être clinique. Nous ne devrions donc pas seulement nous reposer sur les seuls tests sanguins pour le diagnostic. Mais, alors, comment faire celui-ci ?

La caractéristique essentielle de la maladie de Lyme, c'est que, souvent, les symptômes vont et viennent, associés aux bons et aux mauvais jours. Les douleurs articulaires, musculaires, les symptômes neuropathologiques de type fourmillements, engourdissement et brûlures vont et viennent également et ont tendance à migrer ici et là. Une antibiothérapie, qu'elle soit administrée pour la maladie de Lyme ou pour d'autres infections, va alors souvent apporter une amélioration ou au contraire une dégradation des symptômes en fonction de la capacité à tuer *Borrelia*. C'est ce qu'on appelle une classique réaction Jarish Herxheimer. J'ai aussi remarqué que les patients étaient souvent co-infectés par d'autres bactéries, des parasites et des virus. C'est, entre autres, ce qui explique pourquoi ils restent malades. Les co-infections les plus courantes contiennent des organismes tels que *Bartonella* (maladie de la griffe du chat), mycoplasmes, *chlamydiae*, *ehrlichia/anaplasma*, des infections à rickettsie ou des organismes parasitaires tels que *babesia*. La Babésiose est particulièrement problématique car elle multiple par 3 ou 4 les symptômes de la maladie de Lyme, générant des fièvres qui ressemblent à celle de la malaria, des sueurs, des frissons, mais aussi des toux inexpliquées, des sensations de suffocation et un souffle court. Si ces co-infections ne sont pas correctement diagnostiquées et traitées, les patients restent malades de manière chronique.

D'autres terribles variables chez ces patients atteints de manière chronique sont les réactions auto-immunes, secondaires à la maladie de Lyme, les inflammations, la sensibilité d'exposition aux produits toxiques environnementaux dont les métaux lourds comme le mercure et le plomb, mais aussi les problèmes de détoxification, les troubles du sommeil, les troubles psychologiques sous-jacents, les dysfonctionnements hormonaux et ceux des mitochondries, en plus des déficiences en vitamines et minéraux. C'est pourquoi j'ai donné le nom de MCIDS (*Multiple Chronic Infectious Disease Syndrome*) à ce syndrome de la maladie de Lyme et ses co-infections : tout ceci explique en partie la raison pour laquelle de nombreux patients restent malades de façon chronique sans jamais trouver la cause de leur maladie.

J'ai été invité l'été dernier par le Pr Perronne, un médecin bien connu en France et fort considéré. A sa demande j'ai parlé à l'UNESCO à Paris, et aux Journées Internationales d'Infectiologie, conférence qui eut lieu à Toulouse. À cette occasion, j'ai eu l'honneur de discuter avec le Pr Luc Montagnier, prix Nobel de médecine, sur cette maladie. De même j'ai pu également discuter de ce sujet avec d'autres médecins français. Tous m'ont rapporté la même détresse chez leurs patients. Le test sanguin étant non fiable, leurs patients restent malades de façon chronique. J'ai alors exposé mes travaux sur une période de 25 ans, mon expérience clinique étant soutenue par une littérature scientifique. Certains praticiens ont accueilli ces informations de manière ouverte et positive, d'autres ont signifié leur doute. Pour ces derniers l'expression de la Borréliose de Lyme est différente aux Etats-Unis et en France à cause de borrélies différentes dans les deux pays. Cela est partiellement vrai, mais il y a beaucoup plus de similitudes que de différences.

Nous n'en sommes pas encore à avoir un test fiable pour diagnostiquer la maladie chronique de Lyme ; en conséquence les médecins et le système de santé doivent faire preuve d'ouverture et de compassion pour les patients en souffrance. Ces derniers doivent aussi s'impliquer eux-mêmes à chercher des réponses à partir du moment où on leur a dit qu'ils n'étaient pas malades, que c'était dans leur tête.

La maladie de Lyme simule toutes les maladies connues en médecine, et coûte des milliards de dollars au système de santé. Si quelque chose dans le livre de Judith vous rappelle votre histoire, ou celle de personnes que vous aimez, alors peut-être s'agit-il de la maladie de Lyme chronique. Je prie pour que ce livre inspire le plus grand nombre et les aide à trouver les soins adaptés et la santé.

Dr Richard Horowitz

POUR ALLER PLUS LOIN

COMPLÉMENTS ALIMENTAIRES

- Ail des ours : en boutique bio.
- Ail fermenté (Kyolic, sans odeur) : www.lefeurope.com
- Argent colloïdal 23 ppm (Argentyn 23), Livoguard (foie), Résium (draineur) : Energética Natura, 12 rue Pernelle, 75004 Paris, 01 40 26 09 08, www.energeticanatura.com
- Chlorella : en boutique bio. De préférence provenant d'Allemagne.
- Coenzyme Q10 super Ubiquinol : www.lefeurope.com
- Duo Vital : www.naturamedicatrix.be
- Malate de magnésium : www.supersmart.com
- Omega-3 EPA/DHA gastro-résistant : en boutique bio, pharmacie, ou sur www.lefeurope.com
- Probiotiques : en boutique bio ou en parapharmacie.
- Regulat : www.naturamedicatrix.be
- Sélénium : sous forme de granions ou oligosol. En pharmacie.
- Silice organique : Vitasil du laboratoire Dexil. En boutique bio.
- Silymarine (milk thisle) : www.lefeurope.com
- Teinture-mère de coriandre : www.mueller-naturhaus.de
- Thé vert : en boutique bio.
- Trans-Resveratrol : en boutique bio.
- Vitamine B3 : en pharmacie ou sur www.lefeurope.com
- Vitamine E Gamma Tocophérol/Tocotriénols : www.lefeurope.com

- Vitamine C : privilégier la forme organique (acérola) et les marques sans sucre ni aspartam. En pharmacie et boutique bio.
- Zinc : sous forme de gluconate, en granions. En pharmacie.

INSTRUMENTS DU PROTOCOLE BOB BECK (PAGE 140)

Ces appareils sont aux normes CE et sont disponibles chez Sota Instruments (Canada) : www.sotainstruments.com

- Silver Pulser : www.silverpulser.com
- Magnetic Pulser : www.magneticpulser.com
- Lightworks : www.lightworks.com
- Water Ozonator: www.waterozonator.com
- Site de Bob Beck: http://www.bobbeck.com

LABORATOIRES D'ANALYSE

• Sérologie de la borréliose de Lyme

Laboratoire Schaller, 16, rue Oberlin, 67000 Strasbourg, 03 88 36 80 88

Demander l'envoi d'un « kit de prélèvement » à domicile. Faire effectuer le prélèvement sanguin, renvoyer la boîte avec le tube au laboratoire. Résultats sous dix jours. À l'heure où ce livre est mis sous presse, ce laboratoire fait l'objet d'une suspension temporaire de fonctionnement précisément parce qu'il propose cette sérologie.

• Détection des métaux lourds et évaluation du statut en oligoéléments

Laboratoire Bionaly, Spectral Biona Laboratory, 5, avenue de la Sapinière, B 4121 Neupré, Belgique, 00 32 (0)4 371 45 25, www.users.skynet.be/bionaly

Demander l'envoi d'un « kit de prélèvement » à domicile. Pour certains métaux lourds (aluminium), il sera nécessaire de faire un prélèvement d'urines. Faire effectuer le prélèvement sanguin, renvoyer la boîte contenant le ou les échantillons au laboratoire. Résultats sous un mois.

SITES INTERNET DES ASSOCIATIONS

- Association France Lyme : http://www.francelyme.fr/
- Chronimed : http://chronimed.over-blog.com/
- *Lyme Induced Autism* (LIA) : http://www.lyme-infections-autisme.com
- *International Lyme and Associated Disease Society* : www.ilads.org
- Association Ariane : www.filariane.org
- Association Sharing Health : www.sharing.health.com
- *Foundation for Alternative and Integrative Medicine* : www.faim.org

LIVRES

PR DOMINIQUE BELPOMME : *Avant qu'il ne soit trop tard.* Editions. Fayard, 2007.
DR PHILIPPE DAVID : *Régénérons notre équilibre acido-basique.* Medicatrix, 2011.
ERIC DOURNON : *La maladie de Lyme.* Editions Beecham.
ELIYAHUS M. GOLDRATT : *Le but : un processus de progrès permanent.* Association Française de Normalisation (AFNOR), 2002.
DR CÉCILE JADIN : *Une maladie appelée fatigue.* Editions Artcadia, 2008.
JEAN PIERRE LENTIN : *Ces Ondes qui tuent, ces ondes qui soignent.* Editions Albin Michel, 2004.
BRYAN ROSNER : *2008 Lyme Disease Annual Report.* BioMed Publishing Group, 2008.
BRYAN ROSNER : *The Top 10 Lyme Disease Treatments.* BioMed Publishing Group, 2007.
DR DOMINIQUE RUEFF : *Mieux que guérir.* Editions. Josette Lyon, 2011.
DR JEAN SEIGNALET : *L'alimentation ou la troisième médecine.* François-Xavier de Guibert, 2004.
CONNIE STRASHEIM : *Insights into Lyme Disease Treatment.* BioMed Publishing Group, 2009.

DR JERRY L. TENANT : *Healing is Voltage.* Editions CreateSpace, 2010.
PAMELA WEINTRAUB : *Cure Unknown; Inside The Lyme Epidemic.* St. Martin's Press, 2008.
KAREN P.YERGES : *Confronting Lyme Disease.* Book Surge Publishing, 2006.

ARTICLES SCIENTIFIQUES SUR INTERNET

PR BOB BECK : *Take back your power.* www.cancertutor.com
DR PHILIPPE BOTTERO (membre du Collège International de Rickettsiologie) : *Pathologies chroniques associées à la persistance d'agents infectieux essentiellement bactériens, historique, diagnostic, épidémiologie, traitement, immunologie, données actuelles.* http// chronimed.over-blog.com
DR ALAIN DUBLANCHET : *Prise en charge des formes atypiques de la maladie de Lyme.* http// chronimed.over-blog.com
DR LAURENT HERVIEUX (président du Groupe de Recherche et d'Application en Immunologie et Nutrition, GRAIN) : *Une alternative homéopathique dans le traitement de la maladie de Lyme.* http// chronimed.over-blog.com
DR CÉCILE JADIN : *Depression, Psychotic Dysfunction, Rickettsial Infection Case Study, Randburg, South Africa.* http// chronimed.over-blog.com
DR DIETRICH K. KLINGHARDT : *Lyme disease, A Look Beyond Antibiotics.* http// chronimed.over-blog.com.
SHARON MCAULIFFE : *Electroctuting the AIDS-Virus : a safer yet-blood supply, Longevity magazine, december 1992, p 14.*
PR LUC MONTAGNIER : *Autisme : la piste microbienne.* http// chronimed.over-blog.com
DR PHILIPPE RAYMOND : *Stress Oxydatif et Infections Froides.* http// chronimed.over-blog.com
PR GÉRARD OSTERMANN : *Croire ou ne pas croire ?* http// www. chronimed.over-blog.com

Dr Steven Phillips : *Chronic Lyme, an evidence-based review.* http://www.ilads.org/.
LIA (Lyme Induced Autism) : *Testing for Lyme Disease, Borreliosis and multiple-infections can be difficult to understand.* http://www.lymeinducedautism.com/
Pr Christian Perronne : *Efficacy of a long-term antibiotic treatment in patients with a chronic Tick Associated Poly-organic Syndrome (TAPOS).* http// chronimed.over-blog.com
Dr Ingo Woitzel : *Utilisation de la photonthérapie par le Bionic 880 dans le traitement de plusieurs pathologies, dont la maladie de Lyme.* Biophotonen - das Licht in unseren Zellen Bischoff. Verlag 1001 (Frankfurt)

RÉFÉRENCES SCIENTIFIQUES

Dr Robert C. Bransfield : *The association between tick-borne infections, Lyme borreliosis and autism spectrum disorders.* Medical Hypotheses, Volume 70, Issue 5 , Pages 967-974, 2008.
EF Kirilova Gogoleva : *New approaches to diagnosis and treatment of fibromyalgia in spinal osteochondrosis.* Ter Arkh. 2001;73(4):40-5.
Dr Garth Nicolson, et al : *Diagnosis and Integrative Treatment of Intracellular Bacterial Infections in Chronic Fatigue and Fibromyalgia Syndromes, Gulf War Illness, Rheumatoid Arthritis and other Chronic Illnesses.* Clin. Pract. Alt. Med. 2000; 1:92-102.
Dr Bernard Rimland : *The Autism epidemic, vaccinations and mercury.* J. Nut. Environ. Med. 2000; 10:261-266.

1ER CONGRÈS INTERNATIONAL DE THÉRAPIES INFORMATIONNELLES ET QUANTIQUES (CAP D'AGDE, MAI 2011)

Dr Olivier Abossolo et J.-L, Garillon : *Ces deux médecins sont à l'origine de l'un des premiers centres de Médecine Intégrative Français.*

DR CHRISTIAN AGRAPART : *La Chromatothérapie ®, médecine du futur.*
DR LUC BODIN : *auteur de nombreux livres sur les thérapies énergétiques.*
DR LARYSA BRIZHIK : *Application de systèmes non linéaires sur le vivant. Concepts fondamentaux des thérapies quantiques.*
DR NASSIM HARAMEIN : *Mise en évidence de la relation énergétique entre l'univers et les molécules du corps humain. Validation d'applications thérapeutiques.*
PR KONSTANTIN KOROTKOV : *Utilisation des champs électromagnétiques dans la visualisation du champ d'énergie humain. Mise en évidence de la transmission d'informations entre l'énergie et la matière. Application au domaine de la santé.*
DR CLAUDE LAGARDE : *Interactions possibles entre la composante bioénergétique et bionutritionnelle de la vie cellulaire.*
DR AUDUN MYSKJA : *Rôle significatif de la Musicothérapie en médecine Intégrative, démontré notamment en gériatrie dans le domaine de la démence, de la Maladie d'Alzeihmer, de la SEP.*
MAÎTRE ISABELLE ROBART : *Quelle liberté thérapeutique dans le monde du vibratoire au 21ème siècle ? Du guérisseur à la technologie de pointe.*
PR ROELAND VAN WIJK : *Utilisation des biophotons dans le domaine des rééquilibrages physiologiques. Soins thérapeutiques.*

AUTRES

DR PATRICIA KANE ET DR DIETRICH KLINGHARDT : *Les métaux lourds et leurs effets sur la santé.* Conférence du 31 octobre 2001, Zürich
DR ANN F. CORSON : *Neuropsychiatric Manifestations of Tick Borne Disease.* Psychiatry Grand Rounds, University of California Los Angeles, 2006.